脳のホルモンとこころ

伊藤眞次 著

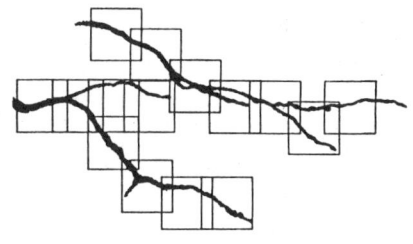

朝倉書店

目　次

1. はじめに ………………………………………………………………… 1
   1.1 生理学の片隅から ……………………………………………… 2
   1.2 こころの探索 …………………………………………………… 4
   1.3 二　元　論 ……………………………………………………… 5
   1.4 失われた過去のこころ ………………………………………… 6
   1.5 知性と理性 ……………………………………………………… 7
   1.6 研究思潮の流れ ………………………………………………… 8
   1.7 研究者のために ………………………………………………… 10

2. ホルモンと神経伝達物質 ……………………………………………… 12
   2.1 外分泌と内分泌 ………………………………………………… 13
   2.2 ホルモン研究の初期 …………………………………………… 14
   2.3 ホルモンという言葉 …………………………………………… 15
   2.4 脳　と　腸 ……………………………………………………… 16
   2.5 アドレナリンの発見 …………………………………………… 18
   2.6 交感神経系と副腎髄質 ………………………………………… 19
   2.7 神経の興奮を伝える物質 ……………………………………… 21
   2.8 腎臓から，心臓から分泌されるホルモン …………………… 23

3. 神経分泌の考え ………………………………………………………… 25
   3.1 想い出の実験 …………………………………………………… 25
   3.2 バン・スライク博士との出逢い ……………………………… 26

目次

- 3.3 下垂体の前葉と後葉 …………………………………… 28
- 3.4 神経分泌 ………………………………………………… 30
- 3.5 後葉ホルモン …………………………………………… 31
- 3.6 脳のバゾプレシンの謎 ………………………………… 32
- 3.7 タバコとバゾプレシン ………………………………… 34
- 3.8 老年者のバゾプレシン分泌 …………………………… 35
- 3.9 オキシトシン …………………………………………… 37

4. 視床下部ホルモンの発見 …………………………………… 39
- 4.1 腺下垂体ホルモン ……………………………………… 39
- 4.2 視床下部と腺下垂体とのつながり …………………… 40
- 4.3 視床下部ホルモンへの挑戦 …………………………… 42
- 4.4 着想 ……………………………………………………… 44
- 4.5 ひらめき ………………………………………………… 45
- 4.6 ACTH 放出ホルモン（CRH） ………………………… 46
- 4.7 CRH の分布と中枢作用 ………………………………… 47
- 4.8 視床下部ホルモンの作用の多様性 …………………… 49

5. 脳がつくるモルヒネ ………………………………………… 51
- 5.1 生物界に共通するホルモン …………………………… 52
- 5.2 脳にある阿片様物質 …………………………………… 54
- 5.3 脳内オピエートの多様な作用 ………………………… 56
- 5.4 快感の中枢 ……………………………………………… 59

6. 松果体ホルモンと脳のリズム ……………………………… 62
- 6.1 時の流れ ………………………………………………… 62
- 6.2 生物リズムの研究の始まり …………………………… 63
- 6.3 松果体 …………………………………………………… 64
- 6.4 暗闇の実験 ……………………………………………… 66

6.5	メラトニンの産生と作用	67
6.6	こころの安らぎ	70
6.7	視交叉上核	71
6.8	下垂体ホルモン分泌のリズム	72

7. 脳のホルモンと免疫反応 …………………………………… 74
7.1	免疫内分泌シンポジウム	75
7.2	脳のホルモンの役割	76
7.3	免疫系と大脳皮質	77
7.4	左右の大脳半球	79

8. 気質と性格 …………………………………………………… 82
8.1	個　　　性	82
8.2	個性の特質	83
8.3	気質の生物学的な基盤	85
8.4	回転かごのなかの人生	87
8.5	情　　　動	88
8.6	怒　　　り	90
8.7	扁桃核の役割	91
8.8	情動反応とホルモン	91

9. 意識と動機づけ ……………………………………………… 93
9.1	科学者たちのこころ	93
9.2	実証と予見	94
9.3	意識的な活動	97
9.4	動機づけ	98
9.5	副腎皮質刺激ホルモン（ACTH）	100

10. こころの高まり ……………………………………………… 103
- 10.1 挫折した倫理………………………………………… 103
- 10.2 いじめの社会………………………………………… 104
- 10.3 TSH 放出ホルモン（TRH）……………………… 106
- 10.4 ドーパミンと精神分裂病…………………………… 108
- 10.5 甲状腺ホルモン……………………………………… 110
- 10.6 闘　争　性…………………………………………… 113
- 10.7 ホルモンと闘争性行動……………………………… 114

11. 脳 の 発 達 ……………………………………………… 117
- 11.1 野　生　児…………………………………………… 117
- 11.2 幼若期の教育………………………………………… 118
- 11.3 脳 の 進 化…………………………………………… 121
- 11.4 脳 の 成 長…………………………………………… 122
- 11.5 脳のホルモンの発達………………………………… 124
- 11.6 先天性の欠陥と近親交配…………………………… 127

12. 大脳皮質ホルモン ……………………………………… 129
- 12.1 脳のコレチストキニン……………………………… 130
- 12.2 ホルモンの相互作用………………………………… 132
- 12.3 CCK の記憶効果…………………………………… 134
- 12.4 CCK 4 の作用……………………………………… 138
- 12.5 セルレイン…………………………………………… 139
- 12.6 前頭葉皮質の除去…………………………………… 141

13. 教えることと学ぶこと ………………………………… 143
- 13.1 学 校 教 育…………………………………………… 145
- 13.2 教　育　者…………………………………………… 147
- 13.3 4 本足のニワトリ…………………………………… 148

13.4	教育への期待	149
13.5	情報の広がり	151
13.6	教育の機械化	153

14. 創 造 性 ……………………………………………… 157
　14.1　発　　　想 ………………………………………… 158
　14.2　洞　察　力 ………………………………………… 160
　14.3　創　造　性 ………………………………………… 161
　14.4　理論と実証 ………………………………………… 162
　14.5　部分と全体 ………………………………………… 164
　14.6　宿命——おわりに ………………………………… 167

参 考 図 書 ……………………………………………………… 171
あ と が き ……………………………………………………… 173

1. はじめに

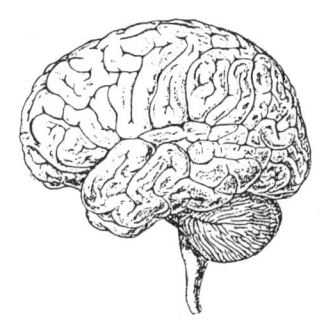

側面からみたヒトの脳

　どこの本屋にも一般向けの家庭医書がたくさん陳列してあるし，近頃は脳について書いた本が続々刊行されている．ところが，ホルモンを的確に説明した本は，専門書を除いてまず見当たらない．その理由はいたって簡単である．
　ホルモンといえば性ホルモンのことをまず頭に浮かべる人が多いようだが，その実は，私たちのからだには100をこえる多数のちがった種類のホルモンがあって，その名前を書き並べるだけでもかなりのページをさかなければならないし，しかもそれぞれのホルモンで作用がちがっているから，まるで辞典のようになってしまい，読者の興味をそそるような話は何もなくなってしまう．だから，誰にでもわかるホルモンの本というものは，書くに書きようがないのである．
　いまここに，脳のホルモンを中心にして脳の働きを述べようとしても，現在，生物化学の急速な進歩によって，どんな分子構造をしているかがわかっているものだけで50種をはるかに越える多種多様なホルモンが脳のなかに発見されているから，読者はまったくうんざりしてしまうだろう．
　こうしたたくさんのホルモンのほとんどすべては，いくつかのアミノ酸がつ

らなったペプチドという化学構造をもっており,しかも同じ種類のペプチドでも,それに含まれるアミノ酸のほんの一つ,二つが別のアミノ酸に入れかわるだけで,生物効果がすっかり変ってしまうことがある．そうなると,よほど生物学や医学についての予備知識がないかぎり,本の内容を頭のなかで整理することができないわけである．

　加えて,脳のホルモンの知識は,いまどんどん発展し続けている折柄である．これから先何年かの間に,脳にあるホルモンがさらに続々と発見されて,おそらく200種類を越えるだろうと推測する学者がいる．もしそうなったら,研究者自身もお手あげである．

　私がこの原稿の依頼をうけたとき,出版社の人はホルモンの名前をできるだけ少なくしてほしい．さもないと,いたずらに読者の頭に混乱を招くだけで,さっぱりわからなくなってしまうのではなかろうかという．ところが一方,医学の同僚からは脳のホルモンについて適当にまとめた本がないから,うんと書き込んだらよいのではないかと励まされる．このジレンマをどう処理するかはむつかしい問題であるが,結局,医学者には,もし私に機会があれば改めて専門書を書くことにして,出版社の言葉に従い,ホルモンは刺身のつま程度にひかえ,脳の働き,ことに精神にかかわる問題を多く述べることにした．

1.1　生理学の片隅から

　私たちは現在,機械化した社会のなかに生活していて,直接にあるいは間接に,機械に支配されて暮らしている．科学の研究はことさらにそうである．ということは,人類にとって,かつて経験したことのない異様な時代が次から次へと拓け,その主役は人でなくなり,機械になってしまったかのようにも思われる．これは,私たちが理想の世界として求めてきたものとは考えにくく,むしろ理想から遠去かっていくのかもしれない．いまこそ反省の時代にはいったといえようが,それさえ,機械そのものに立ちはばまれて,将来を考える余裕がなくなった人が多いのではなかろうか．ヨーロッパへ旅をした人はよく知っているだろうが,何万,何十万というヒッピーがいる．彼らは冬になると地中海沿岸へ,夏には北欧へと移動する．むしろ人生に目的のないことを楽しんで

いるのであろう．人間以外のすべての生物がそうであるように……．職業は，いうまでもなく強盗，追剝．エイズがふえ，それにもまして売春婦がふえ続けているのが，いまの世相である．もっと身近い例をあげると，政治家の私欲に目のくらんだ社会的不倫，そのうらには高度技術の生んだ巨大な機械がある．このような指導者に対する不信感から，一億総ヒッピーの時代になるかもしれない．そこで，人生に対する新しい道標が求められるようになって，脳と精神の問題があらためて重要視されるようになったのも，こうしたことによるのだろう．

　私は一介の生理学者，あるいは内分泌学者にすぎない．学者という言葉を使うのには少し気遅れがするが，ここではそういうことにしておこう．しかし私の生理学は，わが国の生理学の主流から脇道へそれてしまっているから，生理学界での市民権さえあやしげなものらしい．私自身もその辺の事情はわきまえているつもりだから，とやかく気にしていない．「年寄りと釘頭は引っ込むがよい」という諺もあるが，そんなことはかまわない．

　むしろ，わが国の生理学が限られた分野に偏向していて，私のかかわっている問題を充分に理解しないのが原因になっているのではないかと思う．だいぶん古い話だが，日本で国際生理学会議が開催されるのに先立って，主催国の日本でどれだけ生理学の研究が進んでいるか，その状況を視察するため，3人の最も代表的な生理学者が来日した．循環系にアメリカのヴィッシャー教授，神経系にフランスのフッサール教授，内分泌系にスウェーデンのフォン・オイラー教授であった．各地の大学を訪れ，最後になったのが北海道大学．そのとき私が下垂体ホルモンについての研究を話したところ，フォン・オイラー教授は「日本中どこへ行っても神経の話ばかり聞かされ，まったくうんざりしてしまったが，最後の訪問地でホルモンの研究もおこなわれていることを知って，うれしかった」と語った．私のささやかな脳のホルモンの研究も，欧米では生理学の重要な研究課題であり，現在，日本でも脚光を浴びるようになってきた．

　学問を生業にするなんて，人生の路地をさまよっているようなものじゃないか，とある先生がいった．そうかもしれない．ことに私はいつも，他の人がや

っていない問題に新しい途を拓くことに研究の面白さがあると考えてきたから，私の仕事は孤独であった．はたして私がどれだけ新しい分野の開拓に役立ってきたかなどと，おこがましいことはいいたくない．それに今後，どれだけの年月が私に残されているかもわからない．それでも，研究活動なり，文筆活動なりに余力があるかぎり，いままでと同じ気持で前進したいと思っている．

　私が大学を卒業してから，もう 50 年以上を過ごしてしまった．その間，戦争によるブランクもあるが，多くの人に出逢ったし，いろいろな本を読んだ．そして生物医学について，いちおう私なりの考えをもつようになった．それは熟成した思考というには遠く及ばないが，長い経験から生まれた所感である．

　めまぐるしく急速に発達し，広範な領域に展開する生命科学の領域で，私の述べるところが古典的であると批判する人がいるだろうが，そうした批判そのものが，読者にとっての進歩につらなるものであると，私は思う．一方，この本の内容が，生物医学を学ぶ人にとって多少なりとも考慮に値する意義を含んでおり，一つの指針として役立つとみる読者もいるだろう．そのいずれであろうと，科学者の人間社会における活動の役割と価値，そして宿命について考えると，人類の将来における文化をいままでより明るいものにするよう心がけ，努力しなければならないことはいうまでもない．

1.2　こころの探索

　人間にとって最も不可思議なものは，原子や素粒子ではなく，遺伝子や免疫現象でもない．一つには宇宙の極限，いま一つは人のこころが永遠の神秘につつまれた謎として残されている．浮きつ沈みつ，変幻自在に流れ変わるこころを，私たちはめいめいただ憶測しているにすぎない．

　こころの源泉が脳にあることはいうまでもないが，脳の働きによってこころが生れ育つ過程について，何一つわかっていないのが現状である．手許にある国語辞典をみると，こころを次のように説明している．その一つは，からだに対し，しかもからだのなかに宿るものとしての知識，感情，意志などの精神的な働きのもとになるとみられているもの，またその働き．いま一つは，事物の内にこもっていて，それの価値のもとになるようなもの，という解説である．

辞典でこころとは何かということを知ろうとするのは，あまりにもあさましいことであるといえるだろう．

私は文豪，夏目漱石の『こころ』を読み返すことにした．そこには，現代の青年にはとうてい理解できない孤独で厭世的な罪の意識のせいで，自ら死を選ぶにいたる「先生」の心境が描かれている．これは痛ましい自己否定を物語っているのである．それもこころの一面にはちがいなかろうが，こころというものが，こんな悲劇的なものとは考えられない．知性，理性，理解力，判断力，情緒，行動のすべてに，めいめいの人のこころがある．こうした精神活動の組み合せに由来するこころは，絶えず動揺し，ある時は高ぶり，あるときは沈み込んでしまう．人のこころは常ならぬものである．

生きること，それは社会集団において，その人の存在が何らかの意義をもつことによってのみ，許されるだろう．そこで，生きることそのものにこころがあるといってみたところで，これはあまりにも軟弱ないいぶんである．しょせん，生きていないものにはこころが存在しないというだけの弁解に終わってしまう．

1.3 二元論

こころの動きを私たちは自らで感じとるし，他の人のこころについてもある程度知ることができる．しかし，このようなこころの変化には機械的な法則を見出すことができない．そこで，近代科学の開祖といわれるルネ・デカルト（1596-1650）は，からだを一つの機械とみなし，精神をからだと切りはなして，両者が互いに独立したものとする，いわば狡猾な二元論を提唱した．そして，精神と肉体との合一によって「生けるわれ」があるとみなした．彼は科学研究の対象として，こころをあっさり見捨ててしまったのである．

デカルトの考えとして特記されることは，科学の研究で，分析こそ決定的な意義をもつとし

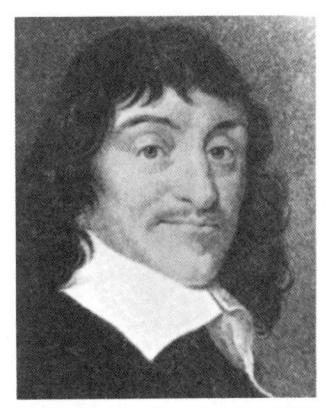

図1.1　ルネ・デカルト（1596-1650）

たことである．この基本概念にもとづいて，その後の生物学者は生命現象をできるだけ細かく分けて，物質としてのからだを究明することに専念し，こころの研究をすっかり除外してしまった．

人類についての研究の片手落ちはいまだに続いている．というよりむしろ，以前に増してひどくなってきた．脳は脳の働きの本態を知ることができるか，という質問に対する答は「ノー」である．過去においても現在も，最大の研究課題として求められているのは，その答をいつまでも「ノー」のままに棚上げしておかないで，肯定的な解答を得るため，可能なかぎりの努力をすることであろう．

数学，物理学，化学などを，微に入り細にわたって解き明かしていく脳の仕組みを知ることが，21世紀に向けての課題である．しかし残念ながら，この問題はシャーロック・ホームズやコロンボ刑事に聞いても，「いやー，それはどうも現場をおさえることができないから」と断わられてしまう．この人たちは，現場にあったタバコの吸殻や髪の毛，ちょっとした衣類の切れ端やアリバイから推理して，犯人を決める手がかりをものにする．ところが私たちがいま知りたいと思っているのは，犯人そのものではない．探偵や刑事の推理が脳のどんな仕組みでおこなわれているかを，生理学の立場で明らかにすることであるから，小説の組立てをする作家のこころを求める点にある．こうしてみると，科学とはまことに味気ないものかもしれない．

1.4 失われた過去のこころ

将来何が起こるかを予測した『十年後』（グループST著，光文社刊）をみると，日本人は精神面ですっかり弱くなって，ヒステリックな社会をつくりあげてしまい，バイタリティを失って，精神的な縮みの時代を迎える．次の時代は物質文明の時代ではなく，精神文明が尊ばれる時代になるだろう，という．現状からみると，精神的な枯渇はありえても，豊饒な精神時代を期待することはまずできそうにない．

古代ギリシャ人に比べて，現代人の精神に，どれだけ大きい進歩があったといえるだろうか．医学においても，ヒポクラテスはいまなお医聖として，その

名が広く知られている．彼の偉大さは，病気の経験科学へのアプローチを企てたこと，科学者である医者の患者との人間関係に正しい位置を見定め，それに従って病気を考え，行動した点にあったといえるだろう．病気をみて患者をみないのが現代医学の特色かもしれない．検査のデータをコンピュータ・センターに送って診断と治療の回答を求める傾向があるのは，医学の進歩であるともいえようが，こうした医療には，医者のこころも患者のこころもはいりこむ隙がない．

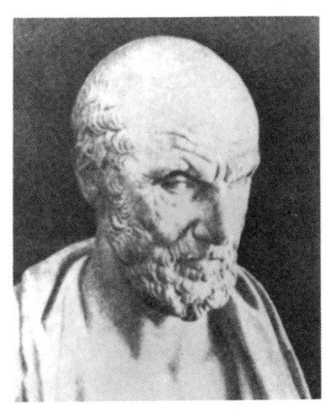

図 1.2 ヒポクラテス (460-370BC)

およそ 2500 年あまり前のインドの釈迦，中国の孔子，荘子，老子らの説くところ，そして 2000 年前のキリストの教理がいまなお生きており，それに代わる新しい統合された思潮がほとんどないことは，あたかも人間には精神の内面的な進歩が過去 2000〜3000 年来ないことを示しているかのようである．

現代のような科学技術のなかった 17, 18 世紀をみても，当時の文学，音楽，彫刻などを超える芸術家は，その後あまり多くない．わが国で最高の文学作品の一つとしてあげられるのは紫式部（970 年ごろ-1002 年ごろ）の『源氏物語』である．こうした豊かな精神文化の時代は遠く過ぎ去ってしまったのだろうか．

1.5 知性と理性

かつてはヨーロッパで，宗教が人間のこころとして最高の権威あるものとして尊ばれていた．日本の僧侶と同じように，中世の優れた人材は宗教家になることを目標にして勉学に励んだ．ところがルネサンスで宗教を超え，はるかに大きい自然そのものを学ぶ途が拓かれて，自然科学時代を迎える方向に人は進んだ．近年，そして現代になって，その進歩はきわめて目ざましく，科学を無視して何ものもありえないと考える人が多くなった．前述のデカルトに端を発して，あらゆるものを細かく分けて観察しようとするようになったから，物質に属さないこころは研究の対象としてとり扱うに値しないとする考えが，一般

に信じられるようになった．だから，現代科学の特色をひとくちでいうと，知性が理性すなわち正常なこころのあり方を昏迷におとしいれ，知性の気ちがいじみた飛躍と独走によって，人類の将来を理性のない混乱に導こうとしているかのようである．

先進国の人たちはいたずらに自らの英知を誇るが，それは政治的支配力と経済力によって世界を独占しようとするものであるし，個人の立場では名誉，地位，金銭の私欲につらなるものであるから，それにともなう摩擦が激化し，自らの発展を妨げ，いつの日か衰亡の結末にいたる危険をはらんでいる．

一方，こころの問題は，車椅子で坂道をよじ登ろうとするかのような状態である．知性からの弾圧によって，いつ崖下につき落とされるかもしれないのが現状である．

人間社会にとって最も重要なことは，生物学的な遺伝の支配による本能性行動を適当に制御し，倫理的な判断にもとづく意志をもって行動することであろう．つまり人間性は，動物的な本性をコントロールするところにある，といえる．それが理性である．

いま知性は，技術的で，かつ経済面でのユートピアを創造しようとする幻想を捨ててしまったほうがよいかもしれない．つまり科学は基本姿勢において，重大な選択の時機を迎えているといえよう．現代科学はテクノロジーを生んだが，そのテクノロジーが人間を支配し，これによって現代の当面する苦悩の原因をいっそう深刻なものにしようとしているからである．

1.6 研究思潮の流れ

人類は現在，新しい情報化時代に向かって急速に変わろうとしている．科学技術の進歩が新時代の開拓に大きく貢献しているが，さらに次にくる時代の特性は，この多様に専門化した知識の乖離をどのようにして相互依存させるかという問題にあるだろう．

いまここに，時代の変遷にともなう研究思潮の流れを，医学について過去をふり返って述べることにしたい．からだの特性としてその内部でいとなまれるもろもろの過程は，それ自身外界から独立したものでなく，常に外界からの多

1.6 研究思潮の流れ

様な影響をうけ，合目的的に変動し続けている．人をはじめ高等動物のからだは，外界の変動にかかわりなく生命を保つため最も都合のよい条件を体内に整える能力をもっている．この適応能力によって得られるのが，いわゆる「内部環境の定常性」である．

内部環境というのは，からだのすべての細胞をひたしている液，すなわち細胞外液のことで，その液に含まれているいろいろな成分の濃度，温度，その他の条件がいつもほぼ一定に保たれており，外界からの影響に左右されないからあらゆる細胞が正常に活動するという考えである．これは19世紀の半ばすぎ，華麗で爛熟した文化を誇るフランスで，生理学者クロード・ベルナール (1813-1878) によって提唱された．彼が『実験医学序説』を出版したのは1865年で，その頃ドイツのルドルフ・ウィルヒョウが『細胞病理学』を，フランスのルイ・パストゥールが『自然発生説の検討』を刊行し，それぞれ病理学と細菌学の基礎をつくり，また，ドイツのエミール・デュ・ボア・レーモンが「動物電気に関する研究」をあらわした．したがってその頃，時を同じくして現代医学の途が拓かれたといえる．

その後，第一次世界大戦によって世界は大きくゆれ動いたが，戦争も終わり混乱からもとの平和な時代に立ち直って1920年代にはいり，アメリカのウォルター・キャノン (1871-1945) は定常性の考えをひろげ，「ホメオスタシス」の概念にまで発展させた．これは，外界からいろいろな刺激や圧力が加わって，からだのなかにはそれにともなう変化が起こるが，それに対応してからだは自らの力で本来の安定した状態に戻す調節の仕組みをそなえていることを明らかにし，この適応能を重くみたものである．

しかし，この平和時代は独裁者たちの暴挙によって無惨にぶちこわさ

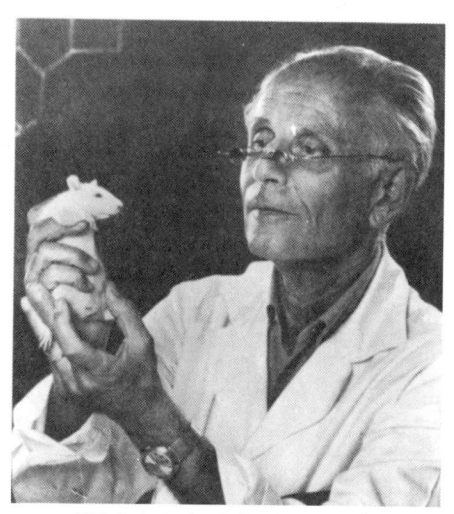

図1.3 ハンス・セリエ(1907-1981)

れ，世界は再び第二次大戦の苦悩にみちた激動の時代にはいった．数えきれない多数の犠牲者を出したのち，ようやく戦火がおさまったあとで，ウィーンに生まれカナダに移住したハンス・セリエ（1907-1981）は「ストレス学説」を提唱した．第二次大戦は全世界を舞台にして，人類を最大のストレス時代に巻き込んだ．私どもは絶えず死に脅かされ，窮乏と恐怖，苦悶と忍従，抵抗と敗北，あらゆる昏迷状態を経験した．そのなかで比較的平穏なカナダで，医学者としてのセリエは，ストレスとの闘いに耐えぬくため何より重要な役割をもつのがホルモン系であると考えた．

　このように医学思潮は，社会情勢を反映して移り変わってきた．これから先21世紀に向かって人類は，過去のどのような戦争でも経験したことのない波乱に満ちた社会の渦に足を踏み入れようとしており，それを脱れ出るためには，最高の理性的判断が要請されるのである．

　この時代を背景に，医学は新しい観点を探索しなければならない．そこに求められるのは医療のテクノロジーではなく，思惟，情緒，行動など，人間のこころを中心にした医学を創造することだろう．あわせて医学は，個人の健康だけでなく，社会の，人類全体の理性を健常に保つために寄与する学問でなければならない．いま私たちは，こころを科学的に解き明かす時代に向かおうとしているのである．

1.7　研究者のために

　科学者は真実を探究する任務を担っており，それゆえにこそ欺瞞にみちた社会のなかで，とくに優遇された立場にある．ここでいう優遇は経済的にでなく，社会的地位においてであることはいうまでもない．科学者自身はこの点をわきまえており，自らの命題に責任を全うしようと努めている．しかし往々にして，その責務から逸脱する行動があって，社会のもつ科学に対するイメージを汚してしまうことがある．

　これに関連したいくつかの悪例は，中村禎里氏の著書『科学者——その方法と世界』（朝日選書）の第一章にくわしく記述されているばかりでなく，しばしば新聞などで報道されている．このような逸脱行為の発生する原因として，野

1.7 研究者のために

心的な研究者の名誉欲と売名行動，研究費の獲得競争，学閥や個人間の反目と対立による異常な心理などがかかわっていることが多い．加えて，発見には先取権の争いがあるから，そのために冷静な判断力を失うこともある．とくに鼻もちならないのは科学者が政治に顔を出そうとすることである．真理を学ぼうとする人の理念が現代の政治に何の役にも立たないことをわきまえていないゆえの俗っぽさである．政治そのものを科学的な理論によって改変すると唱えても，それは虚構の現代に通じない．「曲学阿世」という言葉もある．

必要なことは，科学者は自然に対して常に謙虚であり，自らに対しても謙虚でなければならないことである．ニュートンは自らを，浜辺にきれいな貝殻を見つけて興じている少年に似ているといった．未発見の真理の大海を前にして，少年のようにものごとに熱中し，偉大な発見によって近代科学を築き上げた彼のきわめて謙虚な言葉であって，たいていの人が一度は耳にした話であるが，多くの科学者が忘れがちなことでもある．

いま一つ大切なこと．アメリカの最も権威ある科学誌の一つとして知られる『サイエンス』の編集長を20年余りにわたって務めたエーベルソンによると，きわめて優れた才能をもっているために偉大な業績をあげた研究者は少ない．一方，大部分の科学者は，一生懸命に仕事をしたから立派な研究をしたのである．自己修練をしながら熱心に研究をすることで，独創的な研究成果が得られると語っていた．極端なのは野口英世である．彼はいう．「努力だ．勉強だ．それが天才だ．だれよりも，3倍，4倍，5倍，勉強する者，それが天才だ」．

とはいうものの，優れた研究者として尊敬されるようになるためには，科学者としての人格がそなわっていなければならない．筆者の恩師である久野　寧教授（人体の発汗の研究で恩賜賞と文化勲章を受賞）がしばしば口にされた言葉の一つとして，「学問をする人には育ちが大切だ」というものがある．これは，育ちのよい人には気品があり，ゆとりと潤いのある研究ができるというのである．

研究者間の競争意識が激化して同僚の実験を妨害したり，他の研究者に対して極度に排他的な態度をとる人をみるにつけ，学問には学者の人柄が大切であることをつくづく感じる．医者には医師としての人格が必要なように．

2. ホルモンと神経伝達物質

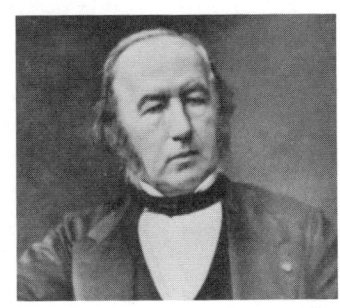

クロード・ベルナール (1813-1878)

　ホルモンという言葉を知らない人はいないが，その内容は微妙複雑で，容易に理解できない．ホルモンは，からだの内部あるいは外界からの時々刻々に変わる刺激に応じて，からだの働きを適応させている．個体の成長を促すし，また，ヒトでも動物でもそれぞれの種としての繁栄に役立つよう，すなわち生殖にかかわっている．だから，何か神秘的で，魅惑性のあるものとして受けとられている．

　言葉そのものにはビタミンに似かよった印象があるが，ビタミンは栄養素の一種であって，食物としてとり入れられる．一方，ホルモンはからだのなかでつくられ，食物にはない．ホルモン焼という看板を見かけることがあるが，牛や豚の内臓を食べても，それによって体内のホルモンがとくに影響されるわけではない．もしホルモンがビタミンと同じように食物として得られるものだったら，ホルモンの多い食物，少ない食物に分けて献立表を作らなければならなくなり，うっかりすると食物の種類によってホルモン過剰症や欠乏症になる恐れがある．

2.1 外分泌と内分泌

分泌というのは,細胞が血液中から必要な成分をとり込んで,これを材料にして特殊な働きをもつ化学物質をつくり,これを細胞の外に出す現象である.

分泌の型に外分泌と内分泌の二つがあることをはじめて唱えたのはクロード・ベルナールで,彼は肝臓が胆汁をつくって胆管を通して腸管のなかに出すだけでなく,肝細胞内にたくわえられているグリコゲンをブドウ糖に分解して血液中に出すことを知り,前者を外分泌,後者を内分泌と名づけた.

腺についていうと,分泌物を皮膚や粘膜の表面に送り出す管のあるのが外分泌腺,一方,管をもっていないで分泌物を血液やまわりの組織液に出すのが内分泌腺である.

しかしその後,内分泌という言葉は,クロード・ベルナールが考えたのとはちがった意味で使われるようになった.大雑把にいうと,体内の腺や組織細胞から分泌された化学物質が,それを感じとって反応する特別な受け皿としての「受容体」をもつ細胞にはたらいて,特定の生理効果をひき起こす現象が内分泌であって,この過程で分泌される化学物質がホルモンである.

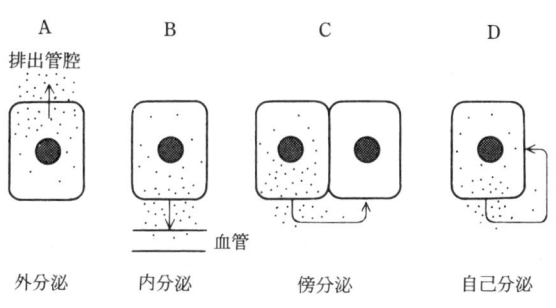

図 2.1 分泌の様式

分泌の様式をみると,汗や涙のように管を通して皮膚の表面に出るもの,あるいは唾液や膵液のように粘膜面に出るのが外分泌であって(図 2.1 A),古くから知られている甲状腺や性腺など,ホルモンを血液中に出すのが古典的な意味での内分泌である(同 B).以前には,ホルモンを分泌する細胞は大きい集団になって腺をつくっていると考えられていたが,必ずしもそうとはいえない.たとえば,腸管の粘膜にはホルモンを分泌する各種の細胞がちらばっており,

それらの細胞からからだの内側に向かってホルモンを出している．そのホルモンは血液で他の組織へ運ばれるし，あるいは図2.1のCに示したように周囲の細胞にはたらく場合があって，これを傍分泌という．

神経細胞にも分泌作用があって，その分泌物が神経線維の末端から血液中に出るとき，これを神経分泌といい，脳下垂体の後葉ホルモンがその例で，これについては次章でくわしく述べることにしたい．一般に神経細胞は特殊な化学物質をつくる働きをもっており，その物質は他の神経細胞に作用する．しかし，直接に血液中に出ないことが多く，その物質は神経細胞の興奮を伝達するのに役立っている．さらに脳の細胞では，分泌物そのものが同じ細胞に作用することがあり，これを自己分泌（図2.1のD）という．あるいは，一度分泌した物質を再びその細胞が取り込んでしまう．これはその神経細胞の活動を調節するために役立っている．このように細胞の分泌にはいろいろな型がある．

2.2 ホルモン研究の初期

ヒポクラテス，アリストートルの時代，2000年をはるかにこえる昔から，からだには「液性物質」という神秘的なものがあって，筋肉の収縮を起こし，情緒をゆさぶり，行動を変える，そして神経はこれらの液性物質をそれが作用する組織へ運ぶのに役立っていると考えられていた．ところが，神経は液を運ぶ管ではなくて，血管内の血液が物質の運搬に役立つことがわかったとき，この古い考え全体が疑われるようになった．

16世紀，17世紀を通じて，この液性調節説に疑問がいだかれていたが，18世紀の終りになってガルバニー（1737-1798）によって生物電気が発見されるまで，その考えに代わるものはなかった．神経や筋肉が活動している間に電気が発生し，近くにある組織を興奮させることがわかって，からだの働きは化学現象よりも，むしろ電気的なもので調節されていると考えられるようになった．それ以来，20世紀の中ごろまで，電気的な過程で神経系の働きがいとなまれ，また末梢器官の働きも同様に電気で調節されると信じられるようになった．

しかし，液性物質による調節の考えが，電気現象の発見によって否定されたわけではない．液性物質による調節を最初に実験によって証明したのはドイツ

のベルトルト（1803-1861）で，彼は1849年に，ヒナドリの睾丸を摘出するとオンドリとしての特徴が発達しないが，取り出した睾丸をヒナのからだのどこか別の部位に植え込むと，とさか，鳴き声，生殖行動などがふつうのオンドリと同じように発達することを知って，睾丸から何か特殊な化学物質が血液中に出て，それがからだにはたらいて性的発育をうながすと考えた．

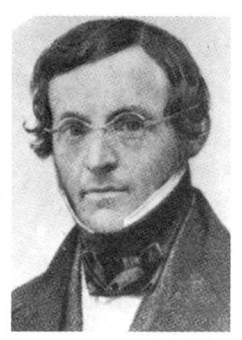

図2.2　A. ベルトルト
(1803-1861)

その後1889年には，フランスのブロン・セカールがイヌの睾丸から得た抽出物を72歳になる自分のからだ注射したところ，強力な若返り効果があったとパリの生物学会で発表して，大いに世論をわかせた．同じ年，ドイツのメーリングらがイヌの膵臓を摘出して実験的糖尿病をはじめてつくった．

一方，臨床では，現在内分泌器官として知られている甲状腺や副腎の障害による病気が見出された．甲状腺がはれ上がってホルモンの分泌が過剰になる病気は，1835年にアイルランドのグレーブスが発見し，5年後の1840年にドイツのバセドーがまったく同じ病気を記載した．この病気をドイツ以外の国ではグレーブス病と呼んでいるが，ドイツではバセドー病という．ドイツ医学の流れを汲むわが国でもバセドー病である．「科学には国境がないが，科学者には祖国がある」といわれており，この言葉の一つの悪例ともいえよう．

話を戻して，1855年にはアジソンによって副腎の働きが弱くなる病気としてアジソン病が，1882年にはルバーディンによって甲状腺の分泌が衰えて粘液水腫という病気になることがわかった．このように，ホルモンの研究は19世紀の末からようやくさかんになってきた．

2.3　ホルモンという言葉

ホルモンというのは，もともとギリシャ語の「刺激する」とか「興奮させる」という意味の言葉に由来している．

イギリスのベーリスとスターリングは1902年に，十二指腸の粘膜から特殊な化学物質が血液中に分泌され，膵臓に運ばれて膵液の分泌をうながすことを発

2. ホルモンと神経伝達物質

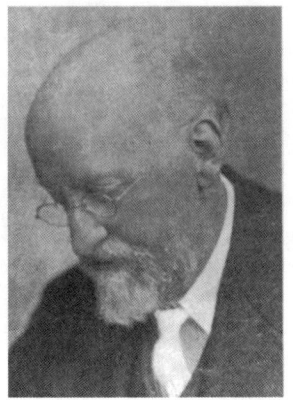
W. M. ベーリス (1860-1924)

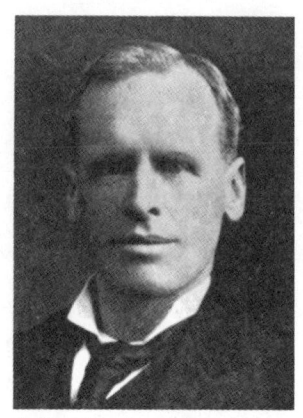
E. H. スターリング (1816-1927)

図 2.3

見し，その有効物質をセクレチンと命名した．そして，このように正常の細胞で分泌され，血液によって隔った場所に運ばれて他の器官なり細胞なりの活動を刺激するものを，彼らはホルモンと呼ぶことにした．

　当時，ホルモンは非常に広い意味で使われ，たとえば，血液中の炭酸ガスやブドウ糖もホルモンとみなされた．血液中に炭酸ガスがふえると，脳の呼吸中枢が刺激されて呼吸がさかんになるし，ブドウ糖は肝臓から出て全身の細胞の栄養素として利用され，代謝活動を旺盛にするからである．しかしいまでは，ホルモンがこんな広い内容を含むものでないことはいうまでもない．くわしいことは拙著『内分泌学』（理工学社刊）で知っていただきたい．

　ホルモンの定義がどうであれ，スターリングらが消化管粘膜にホルモンがあることを発見したのに始まって，その後多数のホルモンが胃や腸から分泌されていることがわかった．この問題は近年，ホルモンの化学構造についての研究が急速に進歩して，分子形態が明らかにされるにつれて，脳あるいは末梢の神経系と腸管との結びつきにまで発展するに至った．

2.4　脳と腸

　腹が立つ，腹の虫がおさまらない，腹がすわっているなどと，精神状態を腹に托して表現することが多い．睡眠不足で消化不良を起こしやすくなるし，ス

2.4 脳と腸

トレスのため胃潰瘍や十二指腸潰瘍になるのも，脳と消化管との間に緊密な関係のあることを示している．

　消化管の活動は自律神経系の支配をうけている．自律神経系には交感神経系と副交感神経系とがあって，消化管の活動をさかんにするのは副交感神経系で，これは脳から直接に内臓に向かう迷走神経によっている．だから脳の状態は，迷走神経と交感神経によって消化管の活動の変化としてあらわれるのである．ここで注目しなければならないことは，脳がこれらの神経を通して消化管の活動を支配するだけでなく，消化管に加わった刺激が逆に脳に伝えられ，脳と消化管との間に一つの大きい回路があることである．これは常識ともいえることでありながら，見逃がされていた．

　近頃になって，この問題が大きくクローズアップされてきたのは，脳と消化管に共通したホルモンが多数にあることがわかったからである．胃や小腸の粘膜，また消化管に付属する消化腺にはいろいろなホルモンがあって，消化の働きを助けていることは以前から認められていたが，これらのホルモンは神経組織，ことに脳でも分泌されていることがわかった．一方，脳で発見された各種のホルモンも消化管組織にある．免疫反応によって調べると，消化管ホルモンと脳のホルモンとが同じか，あるいは非常によく似た分子構造をもっているのである．

　消化管と脳や脊髄との個体発生をみると，そのもとが同じだとはいえない．それにもかかわらず，これら二つの組織に共通したホルモンがあって，種類と作用のちがう細胞から分泌されるのはなぜだろうか．最初，細胞が血液から同じ材料を適宜取り込んで，同じ過程でペプチド・ホルモンをつくるという考えが強調されたが，ホルモンとしての働きをもつ化学物質にはかなり大きい分子をもつものが多いから，このような考えでは簡単に説明できない．

　おそらく，すべての細胞に共通した遺伝子があって，その一部からホルモンのもとになる大分子のタンパク質ができ，これが酵素の働きで小さく分かれて生物作用のあるホルモンになるのであろう．細胞が実際にホルモンをつくるかどうかは，一つひとつの細胞の特性によるものであって，脳細胞と消化管細胞に共通した要因が働くのではないかと考えられる．癌細胞が，ときに何かのホ

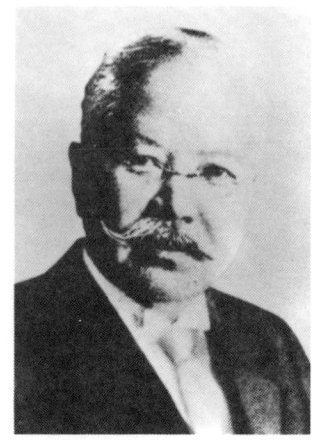

図 2.4　高峰譲吉(1854-1922)

ルモンを大量に分泌するようなことがあるのも、そのためであろう。

加えて興味あることに、各種のホルモンは高等動物に限らず、両生類にも昆虫にも、さらに単細胞生物にさえその元型がある。細菌もホルモンを分泌し、その受容体をもっているが、おそらくそのホルモンは細菌自身の代謝を調節し、他の細菌との情報伝達に役立ち、また増殖にも関係しているのではないかと推測されている。

2.5　アドレナリンの発見

アドレナリンは副腎の髄質から分泌されるホルモンで、アミノ酸の一種であるチロシンがドーパミンというものに変わり、さらにノルアドレナリン、ついでアドレナリンになる。だから、ホルモンの化学構造としては最も簡単なものである。

これは、今世紀の初めに純粋な化学物質として最初に発見されたホルモンで、わが国の高峰譲吉博士の偉大な業績であることを忘れることができない。

高峰博士は1854年の生まれ、30歳で渡米したとき人造肥料の開発に目をつけ、帰国してから日本でその仕事をしようとしたが、当時のわが国ではとうてい実現の見込みがないことを知って、再び渡米して醸造会社に入って成功した。ところが不運にも、その会社は放火されて解散してしまった。このため何もかも失った彼は、再出発を志し、いままでの知識をもとにして「タカジアスターゼ」を作って、一躍脚光を浴びた。ついで自ら化学研究所を主宰し、1901年に副腎からアドレナリンを分離、精製することに成功した。

『科学者の自由な楽園、栄光の理化学研究所』(宮田親平著、文藝春秋刊)をみると、高峰博士の言葉として次のように記されている。現在の日本でもなお参考になるところが多いから、ここに引用しておきたい。

「自分はアメリカの研究所で、日米両国の助手を多数に雇った。研究と発明に有能な若い日本人を知っている。天賦の才能があるのに、機会と資力がな

いため，彼らは潜在能力を発揮できないのである．……ただ日本人の通弊として，ややもすれば成功を急ぎすぎて，ただちに応用の途を拓く結果を得ようとする．それでは科学的研究の目的を達成することができない」．

日本の医学研究をみると，機会と資力の点ではかなり改善されたが，それでもなお欧米での発見の直輸入であったり，単にイミテーションにすぎない報告をしばしば見受ける．これは学位制度によるかもしれないし，臨床の教室では50人以上の研究者が右往左往しているところがあるから，これでは実験設備や研究費が足りないというだけでなく，それだけたくさんの人に新しい研究をやらせるだけの能力を具えた指導者がいるとは考えられない．だから，「この研究はわが国においては，最初におこなわれたものだ」などというばかげた報告もある．科学研究の世界で「発展途上国」ということになってしまう．

本当の研究は，新しい発見の情報を他の学者より早く入手して追証するものではなく，独創性に富み，その内容は人類の知識に新しい何ものかを加えるものでなければならない．

2.6　交感神経系と副腎髄質

神経系は，高度の精神活動から，からだのあらゆる器官や組織の働きを調節することまで，非常に多様な作業をいとなんでいるから，当然のこととして分業が必要である．神経系の複雑な作用のうち，内臓をはじめ全身のもろもろの器官の活動を高めたり，抑えたりして，状況に応じて好都合に調節するのが自律神経系である．たとえば，消化管の運動，消化液の分泌，血圧，心臓の拍動数，尿の排出，発汗，呼吸，体温，その他の諸器官の活動を支配している．

調節というのは，一方に活動をさかんにするものがあり，他方にその活動を抑えるものがあって，両者のバランスによって得られるものである．先に述べたように自律神経系には交感神経と副交感神経の二つがあって，それぞれの働きがおおむね逆方向であるから，各臓器の活動が調節をうけることになる．

脳から出る神経のうち，筋肉に連絡するものは図2.5のAに示すようにそのまま目的の筋肉に到達するが，内臓をはじめいろいろな器官に向かう神経には中継場所があって(同BとC)，そこから出た新しい神経線維が目的の器官に分

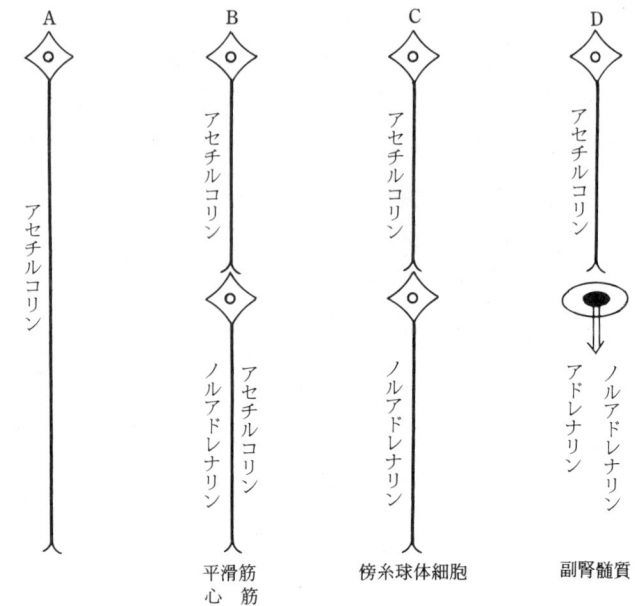

図2.5 脳から出た神経がからだの働きを支配する様式
上に菱形に描いたのが神経細胞で、そこから出た神経線維が神経伝達物質(アセチルコリン、ノルアドレナリンなど)によって、体内のいろいろな臓器の活動を調節している。

布している。ところが副腎の髄質は例外で(同D)、髄質そのものが神経刺激に反応してホルモンの分泌を起こす。そのホルモンは交感神経系の働きを担っているから、副腎髄質は交感神経系の重要な出張所といえる。

交感神経系は情動の影響を強くうけ、その緊張によってアドレナリンが大量に分泌される。そのために交感神経系の活動はいっそう増大する。交感神経系は全身の緊張と興奮を高めるから、アドレナリンの働きは非常事態に遭遇したとき、からだにどんな変化が起こるかを思い浮かべると、おおよその見当がつく。つまり、極度に怒ったときや、激しい闘争をするとき、人がどんな姿になるかを考えるとよい。

瞳孔が大きく開くのは、相手の出方をよく見るのに役立つ。皮膚の血管が収縮して、しばしば顔面蒼白になっておびえ、おののくし、中国には「怒髪天を衝く」という大げさな表現があって、これは毛の付け根にある立毛筋が収縮するからである。皮膚血管の収縮と立毛は外部からの傷をうけにくくし、また、

たとえ傷を受けても出血を少なくする効果がある．その代わり，血液は骨格筋と脳に多く集まって筋力を増し，注意力の集中や臨機応変の行動をとる脳の活動が敏活になる．肺に通じる気管支がひろがって呼吸がしやすくなり，心臓の働きの著しい亢進とともに，筋肉や脳へ酸素を大量に補給する．

一方，闘争に関係しない消化系の働きは抑制される．消化液の分泌も消化管の運動も低下するし，排便や排尿が抑えられる．緊急情況の下で，最も無防備な姿になる排便や排尿は，とんでもないことになってしまうからである．

このようにアドレナリンの分泌が非常時に大量に起こり，積極的にからだを活動させ，また防護する効果があることは，ホルモンの働きを理解するためによい例であるが，ホルモンにはもっと複雑多様な働きがあることをいちおう念頭に入れておいていただきたい．

2.7 神経の興奮を伝える物質

神経と筋肉との間で興奮が化学物質によって伝えられることをはじめて提唱したのはデュ・ボア・レーモン（1818-1896）で，それは1877年のことだった．それから40年あまりたって，1921年にオーストリーのオット・レビー（1873-1961）とアメリカのウォルター・キャノンが運動神経と骨格筋との連絡が化学物質によることを実験によって証明し，ついでイギリスのヘンリー・デール

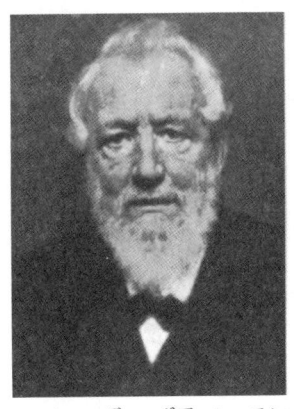

エミル・デュ・ボア・レーモン
(1818-1896)

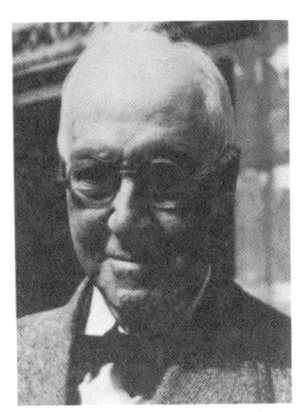

ヘンリー・デール(1875-1968)

図2.6

(1875-1968)は，その伝達物質がアセチルコリンであることを明らかにした．デールはアセチルコリンが心臓の働きを抑えることを見出した功績によって，レビーと共に1936年にノーベル賞を受けた．

キャノンは交感神経の伝達物質として，興奮作用をもつものと，抑制作用をもつものとの二つがあると考えたが，この説はそのまま受け入れられず，その後スウェーデンのフォン・オイラー（1905-1983）によって，交感神経にはノルアドレナリンというホルモンが含まれており，このものが伝達物質としてはたらくことが明らかにされた．ノルアドレナリンというのは，アドレナリンができる一歩手前の物質である．なお，フォン・オイラーはそれ以外にいくつかのホルモンを発見して，1970年にノーベル賞を受賞した．

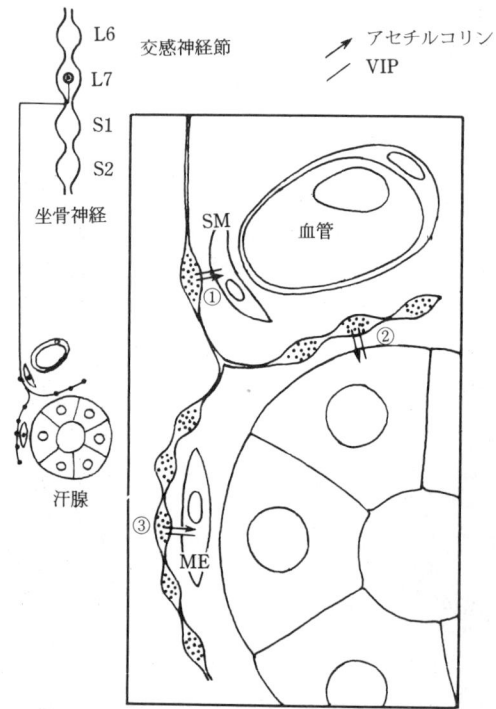

図2.7 汗腺の交感神経支配〔ヘクフェルトから〕
血管作用性小腸ペプチド（VIP）は主として血管の周囲の平滑筋（SM）を弛緩させて血管を拡張し①，アセチルコリンは分泌細胞を直接に刺激するか②，あるいは筋上皮細胞（ME）に働いて汗の分泌を起こす③．

ところが最近になって，自律神経系に含まれている神経伝達物質はここに述べたアセチルコリンとノルアドレナリンだけでなく，多数の神経ペプチドのあることがわかった．ペプチドというのは，いくつかのアミノ酸がつらなってできた化学物質で，アミノ酸の数は多いものもあれば少ないものもあって，一概にいうことはできない．が，神経細胞でできるペプチドが，その神経が分布する組織の活動に影響していることが明らかになったのであるから，自律神経の作用物質について，いまあらためて考え直さなければならなくなってきた．

ここに一つの例として，ネコの足のうらの汗腺をみると図2.7にみるように，その分泌をうながすのは以前から知られているアセチルコリンだけでなく，血管作用性小腸ペプチド(VIP)も同時にはたらいている．サブスタンスPも汗腺に見出さているが，その作用はまだわかっていない．

先に述べたように，消化管の運動と分泌が自律神経系だけで調節されているのでなく，神経ペプチドとしての消化管ホルモンによっても支配されているのであるから，自律神経系の概念を根本的に修正する必要がある．

2.8 腎臓から，心臓から分泌されるホルモン

ホルモンが性腺だとか，甲状腺のようにいわゆる内分泌腺から分泌されるだけでなく，腸管からも脳からも各種のホルモンが分泌されていることがわかった．

加えて腎臓もホルモンをつくっている．その一つは赤血球を増加する作用をもつホルモンで，これは骨髄にはたらいて貧血を回復する．また高山に登ったとき，空気が稀薄で酸素が不足するから，これに対応するため酸素を組織へ運ぶ赤血球がふえなければならない．そこで腎臓からこのホルモンが出て増血をうながすわけである．

いま一つ腎臓から分泌されるホルモンのレニンは血液中のタンパク質にはたらいて，アンギオテンシンと名付ける別のホルモンをつくる．いいかえると，アンギオテンシンは血液中でできるホルモンであって，血液にも内分泌作用があるということになる．このホルモンの働きとして，一つには血管を非常に強く収縮して血圧を上昇する．いま一つは副腎の皮質から塩分代謝に関係するホ

ルモンとして知られるアルドステロンの分泌を起こす．レニンからアンギオテンシンへ，アンギオテンシンからアルドステロンへと一連の過程があって，その仕組みについてはすでにくわしく研究されている．

　こうしてできたアルドステロンは食塩をからだの中にたくわえる働きをもっている．食塩がからだの成分として欠かし得ないものであるのはあらためていうまでもなく，しかもその体液での濃度はいつも一定の値に保たれていないと，細胞の働きに大きい支障が起こる．だから，体内の食塩が少なくなると，アルドステロンによって尿に食塩が出てしまわないようにする．

　一方，塩分をとりすぎてからだのなかに食塩が余分にたまると，これを尿に出して体内の食塩のバランスを保たなければならない．この調節をするホルモンは，意外にも心臓から分泌されていることがわかった．心房性ナトリウム利尿ホルモンというのがそれである．このホルモンと化学構造が非常によく似ていて同じ働きをもつものが，脳，ことに視床下部にもあることがわかった．

　要するに，アルドステロンとナトリウム利尿ホルモンとの分泌のバランスによって，体液の食塩濃度が調節されているのである．

　この例からみても，からだの微妙な仕組みにホルモンが重要な役割を担っていることがわかる．

3. 神経分泌の考え

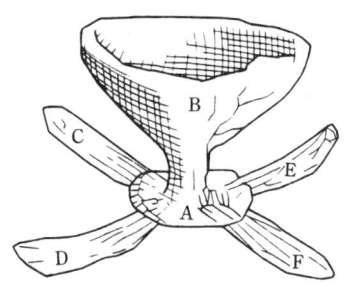

解剖学の開祖として知られるA.ベサリウスが1555年に描いた下垂体.脳の粘液がコップ(B)から腺(A)に流れこみ,C,D,E,Fによって排出されるという.

　神経は電気で興奮を伝え,その線維の先端で他の神経細胞あるいは組織細胞に情報を送るとき,特別な化学物質としてアセチルコリンやノルアドレナリンを出すというのが常識だった.だから,こうした物質を神経伝達物質という.

　ところが1928年に,当時ドイツにいたシャラーは魚の一種ハヤの間脳,ことに視床下部(大脳の底部で真中にあたるところ)の神経細胞を顕微鏡で見ると,なんと,細胞のなかに分泌顆粒らしいものが含まれていることをはじめて認め,これについて組織学による一連の研究をおこなった.これは間脳腺と呼ばれ,新発見として注目を浴びた.

3.1　想い出の実験

　私はシャラー一派の研究に魅せられ,1935年に大学を卒業したとき,間脳腺がどんなホルモンを分泌しているかを知る目的で,がむしゃらに実験を始めた.当時,大学の無給副手は実験に必要な器具,薬品,動物など,すべてを自費でまかなわなければならないし,もちろん実験の手伝いをしてくれる技術員など,いるはずがない.しかも自分勝手な研究であるから,教授をはじめ先輩の指導

を受けることもない．個人病院の夜間回診と当直で，細々と暮らしながら実験を続けた．

それでも5年あまりの努力によって，辛うじて視床下部にホルモンとしての働きをもつペプチドのあることを認めた．そのペプチドの作用は動物の副腎をとってしまうとなくなるから，副腎を介して主としてブドウ糖の代謝にかかわっていることがわかった．同じ抽出操作で終脳（主として大脳皮質）や小脳から得たものには効果がなかった．

そこで当然，そのペプチドの本体を明らかにするのが研究を進める道筋であるが，その頃の実験技術ではペプチドであることをつきとめるのが精一杯で，ペプチドを分析する手段はまったくなかった．何とかならないものかと思案に暮れて，あちこちの生化学の教授を訪れたが，誰一人相手になってくれなかった．

なにぶんにも下垂体の副腎皮質刺激ホルモン（ACTH）も，副腎皮質から分泌される糖代謝性ホルモン（グルココルチコイド）についてもまだ発見されていない時代であったから，やむをえない．

いずれにしても，この研究をまとめて4編の論文を書き，学位の申請をしたところ，教授会での審査の際，脳がホルモンを分泌するなどとは荒唐無稽の話であって，この論文は却下すべきだという強硬な意見があったとか．しかし主査教授が「本人の努力に免じて通してやったら」との温情で，どうにか学位をもらうことができた．もしそれがだめだったら，私の人生は別の途を歩むことになっただろう．

3.2 バン・スライク博士との出逢い

バン・スライク博士は現代の臨床病理学を開拓した偉大な医学者として，その名が広く知られている．現在，どこの病院へ行っても血液や尿の検査に始まって，いろいろな検査がおこなわれるが，これは診断を確実にし，予後（病気の今後の推移）を判定するためである．こうした臨床検査の途を拓いたのがバン・スライクである．

私が同氏に逢う機会を得たのは，ロックフェラー研究所にいた1955年だっ

3.2 バン・スライク博士との出逢い

た．同研究所のアービン・シュワルツ氏にさそわれて，ブルクヘーブンにある放射線研究所を訪れたのは晩秋で，落葉のわびしく散る路を車が走った．同研究所の医学研究部門長をしているバン・スライク博士は非常に忙しく，容易に面接できないと聞いていたが，あらかじめアポイントメントをとっておいたせいでもあろう，白髪をいだいて円顔の，何となくおおらかな感じのする同氏は，にこやかに私を迎え入れてくれた．

初対面の挨拶もそこそこにすぐに質問，「君は最初の実験として，どんな研究をしたのか，それについてくわしく話してほしい」という．木で鼻をくくったような問いともいえようが，私にとって「これはしてやったり」とも思えるありがたい話．その答として，先に記した研究について説明したところ，同氏の私に対する態度ががらりと変わった．

「それは実に素晴らしい研究だ．ちょうどいま，アメリカをはじめその他の国で同じ考えの下に研究が始まろうとしているところだから，君の着想はわれわれより 20 年も早い．もし君がその研究をひき続いてやっていたら，現在，君は世界のトップに立つ学者になっていたにちがいない．どうしてその研究を中断してしまったのか」．同氏の話を少なからずオーバーに感じ辟易せざるをえない点もあったが，その答えとして，当時ペプチドの分析方法がまったくなかったことを第一の理由としてあげたところ，「それはもっともなことだ．クロマトグラフィーが使われるようになったのも最近のことだ．それにしても，実験を中断したのは残念なことをしたものだ」．それとともに同氏は，「なぜ最初にやった研究のことを尋ねたかというと，研究者は，たとえその後の事情で別の実験にたずさわるようなことがあっても，最後には必ずもう一度，最初の問題に帰るものだ」とのことだった．いまになって私は，この言葉をわがものとしてしみじみ身に感じている．

1955 年は事実，視床下部の神経細胞から分泌されて下垂体の活動を調節するホルモンの研究が始まった年である．イギリスではハリス，アメリカではギルマン，シャリー，マッカン，その他多くの学者がいっせいに ACTH の分泌をうながすホルモンの研究に着手した．みな少壮気鋭の学者で，おそらく前述のバ

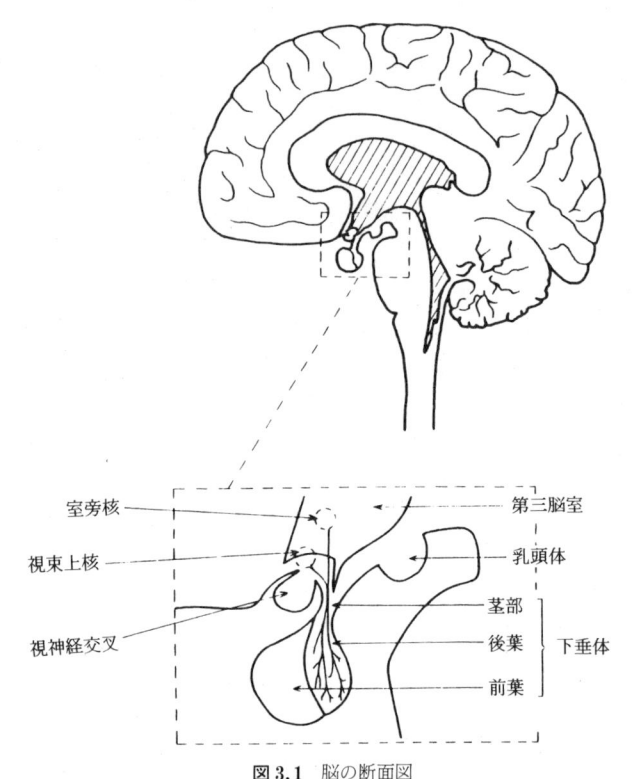

図 3.1 脳の断面図
上図の点線の部分を拡大して下に描き，視床下部と神経下垂体との連絡を示す．

ン・スライク博士から耳にしたのであろうか，私のところへ意見を聞きにくる人もいた．しかしその研究は難航を重ね，ACTH 放出ホルモンが化学の面から明確に示されたのは 1981 年，アメリカのベールらによるのである．

3.3 下垂体の前葉と後葉

　下垂体は大脳の底で，中央部の視床下部と名づけられている部分から下に垂れ下がった小さい内分泌腺である．重さにして，およそ 0.5 g，体重の 5 万分の 1 から 10 万分の 1 程度にすぎないが，この小さい腺から分泌されるホルモンにはまことに複雑多様な働きがあって，からだ全体の活動を大きく支配している．
　古くさかのぼってルネッサンス時代，近代解剖学の開祖といわれているベサリウスは，脳の働きによって魂ができ，それによって生じた不要なものが脳の

3.3 下垂体の前葉と後葉

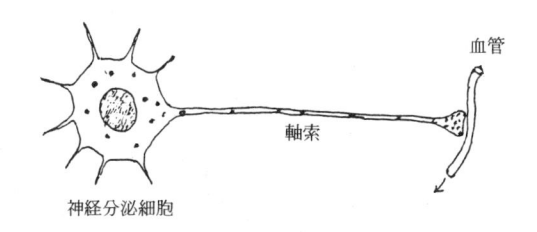

図 3.2 神経分泌

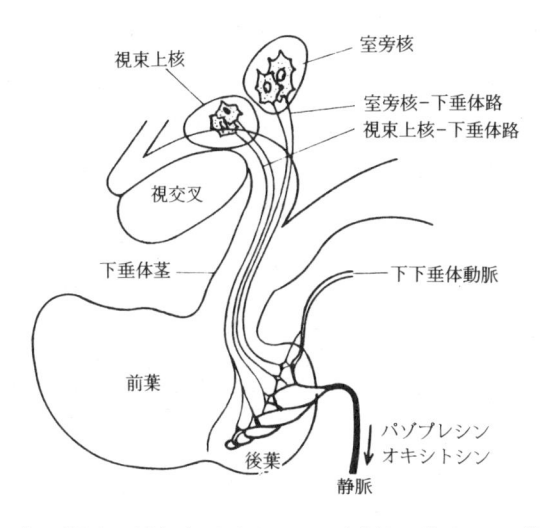

図 3.3 視床下部と下垂体後葉との神経連絡
視床下部の視束上核と室旁核から出た神経線維が後葉ホルモンのバゾプレシンとオキシトシンを後葉に運んで，そこで貯え，必要に応じて血液中に放出する．

底にある漏斗で濾しわけられて，下垂体に集まって棄て去られると考えたが，とてもそんなものではない．

下垂体を見ると，前葉と後葉の二つにはっきり区別される．この二つの部分は発生のもとがちがっていて，後葉は視床下部の神経組織が伸びてできるから，そのなかには神経線維がたくさん分布している．だから，これを神経下垂体とも呼んでいる．

一方，前葉は鼻腔の奥の咽頭部の粘膜細胞の一部が上方へ伸びて，脳底に近いところまで移動し，後葉と結びつくようになったものであるから，その組織は完全に腺細胞で満たされている．だからこれを腺下垂体とも呼んで，先に述べた神経下垂体と区別する．そしてこの腺下垂体には，神経線維がほとんど認められない．

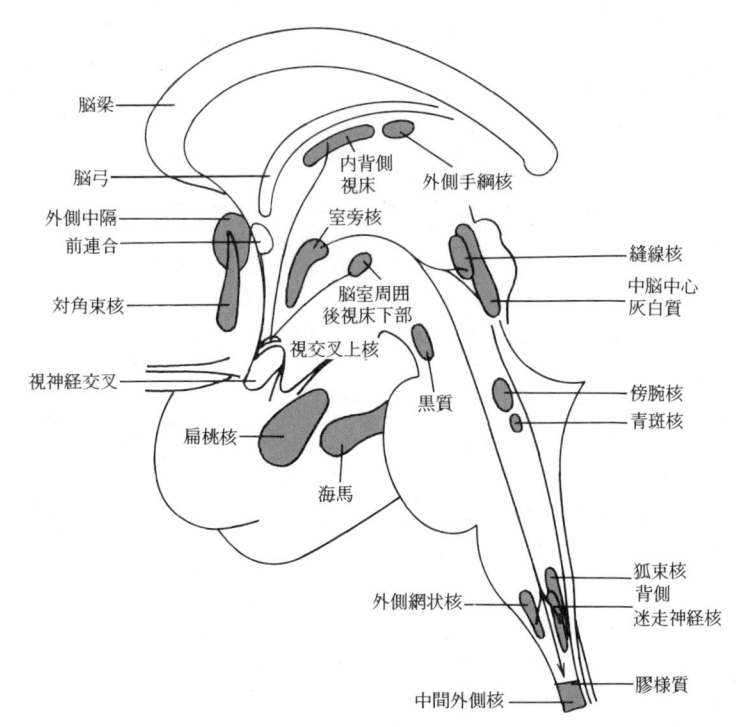

図 3.4 ヒトの脳内で神経下垂体ホルモンを含む神経終末のある部位
経路が確認されている神経路を実線で示す．蔭をつけた神経核には神経下垂体ホルモンの
神経終末が分布している．〔M. V. ソフロニュー(1983)から引用〕

前葉から分泌されるホルモンの話は次章にゆずり，ここでまず後葉のホルモンについて述べることにしたい．

3.4 神経分泌

先に視床下部の神経細胞が顆粒を含んでいることを述べたが，ドイツのバーグマンは特殊な染色法を応用して，この顆粒をはっきり見る方法を開発した．それ以来，研究が急速に進み，顆粒は神経細胞のなかででき，その細胞から出る神経線維に沿って下垂体の後葉にはいり，線維の末端に貯えられることがわかった（図3.2）．そしてこの分泌物は，からだの必要に応じて血液中に放出される．こうした現象を一般に「神経分泌」といい，これは普通の顕微鏡でも見

ることができる．

　普通の腺細胞，涙腺でも，汗腺でも，唾液腺でもよい．細胞が一面で血液から必要な成分をとり込んで，細胞内で適当な物質をつくり，これをその細胞の反対側から放出するのとほぼ同じである．神経細胞では，ここにいう反対側が神経線維の終末部であるというにすぎない．ただ，注意しておかなければならないことは，ひとくちに神経細胞といっても，いろいろちがった性質のものがあって，おのおのの神経細胞がつくり出す物質がちがっていること，これについては後章で述べることにしたい．

　話を戻して，このようなかたちで後葉ホルモンをつくる神経細胞が脳のどこにあるのか．当初の考えでは，視床下部の二つの神経核（特別な神経細胞の集団），ヒトや哺乳動物では視束上核と室旁核（図3.3）であると考えられた．この二つの神経核から出る神経線維が下垂体の後葉に向かっていることがはっきり認められたからである．

　ところが最近になって，免疫学を応用した組織化学法による研究で，いわゆる後葉ホルモンを分泌する細胞は前述の二つの神経核だけでなく，視交叉上核という神経核にもあるし，それ以外に視床下部のあちこちに散在していることがわかり，さらにこれらの細胞内でできたホルモンはただ後葉だけに送られいるのではなく，脳のなかに広く分布しており，延髄から脊髄にまで運ばれていることが明らかになった（図3.4）．

3.5　後葉ホルモン

　下垂体の後葉に血圧を上昇させる物質，また尿の分泌を少なくする物質のあることが，19世紀の終りから今世紀の初めにかけて見出された．ついで後葉の抽出物に，子宮の収縮と乳の排出をうながす物質のあることがわかった．これがバゾプレシンとオキシトシンと名づける二つのホルモンである．

　その化学構造は9個のアミノ酸でできたペプチドで，1950年代の初めにアメリカのデュ・ビニョーによって明らかにされ，彼はペプチドの構造をはじめて解き明かした功績によって1955年にノーベル賞化学賞を受けた．

　ところで，バゾプレシンにはどんな生理作用があるのだろうか．水をたくさ

ん飲んだりビールをぐいぐい飲むと尿が多くなるし，逆に，夏の暑い日に汗をぐっしょりかくと尿が少なくなることは誰でも経験している．これは，からだのなかの水の量をほぼ決まった量に保つための生理的調節である．水が不足したら，できるだけ水を失わないようにして，からだのなかに水を貯える必要がある．この調節の役目を担っているのがバゾプレシンである．このホルモンは主として腎臓にはたらいて，水を尿として出してしまわないようにするから，別名「抗利尿ホルモン」ともいう．利尿というのは，からだのなかに水が多くなったとき尿がたくさん出ることで，抗利尿はその排出を少なくすることを意味している．

　大けがをして大量に出血したときや，飲み水がなくて血液が濃縮したとき，その変化が刺激になってバゾプレシンの分泌がふえる．それ以外に，精神的な緊張で分泌がさかんになる．長時間におよぶ講演や論議の際中にトイレへゆく人がいないのも，このホルモンの分泌がふえているからである．もしトイレへぬけ出す人がいたら，その人は緊張していないからだといわれても，やむをえないことになるだろう．

　また，バゾプレシンには皮膚の毛細血管を収縮し，血圧を上げる働きがあって，これは血液の量が少なくなっても血圧が下がらないようにするため役立っている．

　一方，余分に水を飲んだとき尿がふえるのは，バゾプレシンの分泌が少なくなり，あるいは止まるからである．酒やビールをたくさん飲んだとき頻繁にトイレへ走るのは，アルコールがバゾプレシンの分泌を止めるためである．

3.6　脳のバゾプレシンの謎

　腎臓や血圧にバゾプレシンが作用することは早くからわかっていたが，脳にあるこのホルモンはどんな働きをしているのだろうか．近年の研究で，バゾプレシンが記憶をよくし，以前に覚えたこと，あるいは忘れてしまったことを想い出すのに役立っているという考えが強調されるようになった．

　私たちの日常生活で記憶すること，かつて経験したことを想い出し，あるいは逆にどうでもよいことを忘れてしまうことが，いかに重要であるかはあらた

めていうまでもない．もし記憶がなければ，ただ現在の時点だけで生きているにすぎないのであって，あらゆるものの判別ができず，行動も理性も支離滅裂になってしまう．

それでは記憶や想起にあたって，脳の細胞がどんな過程ではたらくのだろうか．これについては現在，ほとんど何もわかっていない．脳を精巧なコンピュータであると考え，神経細胞と同じようにはたらく半導体の作成に成功したとしても，それだけでは細胞の生物学的な仕組みがわからない．

記憶が神経ペプチドによって影響をうけることは，オランダのド・ウィードを中心にして活発な研究がすすめられた．何かの行動を学習させたネズミに，炭酸ガスあるいは窒素を吸入させて窒息状態にしたり，電気けいれんショックをかけ，あるいは脳細胞でタンパク質が合成されないようにする薬物を注射すると，記憶をすっかり失ってしまう．ところが，このような処置をしても，微量のバゾプレシンを注射すると記憶の喪失が防げる．また，バゾプレシンそのものでなく，分子の一部をとりはずした小さいペプチドでも効果がある．

ペプチドの分布や濃度を測るためには免疫反応が通常応用されており，それにはそのペプチドに結合する抗血清が必要である．バゾプレシンの抗血清をつくって脳のなかに注射すると，それがバゾプレシンと結合して，生理作用をもつバゾプレシンがなくなってしまう．これによってもやはり記憶がなくなる．

またネズミで，遺伝子の欠陥による先天性の病気の一つとしてバゾプレシンがまったく産生されない「先天性尿崩症」がある．尿崩症というのは，からだの水がどんどん尿として出てしまい，底に穴のあいた水桶のようになる病気である．その原因はバゾプレシンの分泌がないために起こるもので，ヒトにもみられる病気である．このようなネズミは，学習する能力があっても，それをすぐに忘れてしまう．これにバゾプレシンを注射すると，記憶力が得られるようになるという．

こうした知見は，バゾプレシンを含む神経線維が脳に広く分布していることとともに，このホルモンが脳の活動を調節し，記憶を増進することを示している．しかしどんな仕組みで記憶がよくなるのか，記憶に関係する神経細胞に直接にはたらくのではなく，別の神経伝達物質の作用を高め，二次的にはたらい

ているのではないかという異論が現れ，ド・ウィードの当初の考えに対して現在では疑問をいだく学者が多くなっている．

ヒトの記憶喪失に対して，バゾプレシンの類似体——化学構造はバゾプレシンによく似ているが，とくに脳に対する働きが強く，腎臓や血圧に作用しないペプチドが合成されている——の効果について試験され，一部の健忘症患者にはよい成績が得られたというが，すべての人に効くわけでなく，また高齢者で神経細胞そのものが萎縮してしまっており，そのため記憶が減弱し

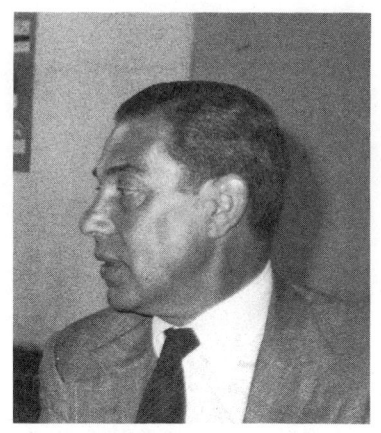

図3.5 D. ド・ウィード
バゾプレシンの中枢作用について一連の研究をおこなう．

た人には効果を望むことができない．

バゾプレシン以外に記憶作用をもつ脳ホルモンがあり，これについては後章で述べることにするが，将来，このような脳のホルモンでヒトの知能に変化を起こすことができるかもしれないというのは，まんざら夢物語ではなさそうである．しかし，くだらないことばかり記憶していて，肝腎のことを覚えていないというのであったら話にならない．

3.7 タバコとバゾプレシン

タバコが都市の排気ガスによる空気汚染とともに，肺癌を誘発する元凶であるとしてきらわれるようになってきた．ＪＲだけでなく，タクシーに乗っても「禁煙」と書いたラベルが窓に貼ってあったりする．たしかに，タバコと肺癌との因果関係を示す統計がしばしば発表されているから，吸わないにこしたことはない．

それにもかかわらず，たくさんの人がタバコを好み，ことにストレス反応をやわらげ，嫌な事件に遭遇したあとでの気晴しに一服するし，誰かと重要な話をするとき，それに先立ってタバコを吸う人をよく見かける．講義や講演をする先生は教室に向う前に，そして講義が終わったあとで，タバコをポケットか

らとり出す．また若い人と面接するときタバコをすすめると，リラックスして話しやすくなることがわかっている．

さらに喫煙の効果をあげると，精神に適度の軽い興奮状態をもたらし，脳の活動力を高め，注意力の集中と意識下にある過去の経験を記憶として呼び戻し，そしてそれらを統合して新しい創造性に富む活動をするのに役立つといえよう．この一連の精神過程において，少なくとも一部は，タバコがバゾプレシンの分泌を刺激しているためと思われる．事実，ニコチンが脳の神経分泌細胞を強く刺激して，大量にバゾプレシンの分泌をうながすことが報告されている．ただし，ここに付け加えておかなければならないのは，この考えに異論を唱える人も少なくないことである．

先に少し触れたように，アルコールはバゾプレシンの分泌を抑える．これによってからだに起こる変化として目立つのは尿量の増加である．アルコールの飲量がふえるにつれ，脳細胞に酔いがまわって，自分で何をしゃべったかすっかり記憶に残っていないことが多い．だが，この記憶喪失がバゾプレシンの分泌が減ったためとは断言できないことをお断りしておきたい．

3.8 老年者のバゾプレシン分泌

実験動物としてネズミを使った成績がどれだけヒトに当てはまるかについては，まだ今後の慎重な検討が必要である．

もしバゾプレシンがヒトの記憶にも関係しているとしたら，老年者で記憶力が衰えるのはバゾプレシンの分泌が少なくなるためかもしれない．この問題について，いまのところ報告がきわめて少ない．ここでアメリカのヘルダーマンらの論文を紹介するにとどめたい．

バゾプレシンの分泌を抑えることがわかっているアルコールを静脈内に持続性に注入して，血液中のバゾプレシン濃度を測ると，若い人ではその値がだんだん低くなっていったが，高齢者では注入を始めてからしばらくの間，わずかに低くなっただけで，30分もたつと逆に上昇した．このことは，視床下部にあるバゾプレシン分泌細胞が老化によって，アルコールに対する感受性を失うことを示している．

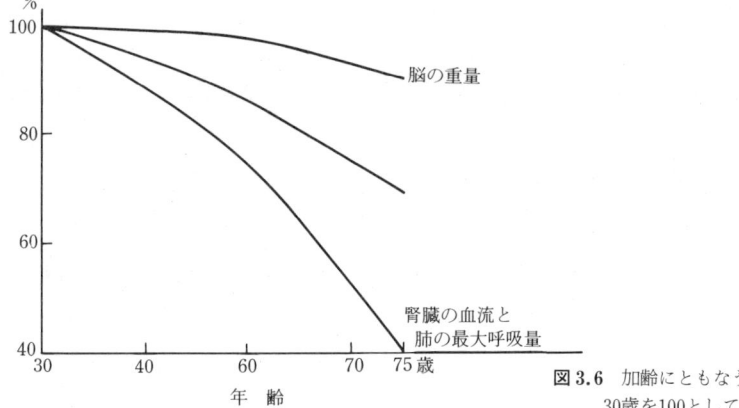

図 3.6 加齢にともなう臓器の哀え 30歳を100として示す．

　次に，3％の濃い食塩水を静脈内に注入して血液中のバゾプレシン濃度を測ったところ，若い人ではその値が注入前の 2.5 倍にふえ，一方，高齢者では 4.5 倍に上昇した．血液中の食塩濃度が高くなると，からだのなかにできるだけ水を貯えておくため，バゾプレシンの分泌がふえて尿が少なくなる．この反応は高齢者のほうが若年者より大きかったわけである．その理由として，おそらく高齢者では腎臓の働きが弱くなっているので，バゾプレシンの効果が現れにくく，それを補うため分泌量がふえるのではないかと考えられた．

　一般に老化は，末梢の臓器に目立って早く現れる．30 歳の値を 100 にすると，70 歳では腎臓の血液の流れと，肺臓での呼吸は 50 にまで半減する．しかし，臓器の重さをみると，先と同じく 30 歳を 100 としたとき，比較的よく保たれているのは脳で，75 歳になっても 92 になっているだけである（図 3.6）．もちろん神経細胞には衰えがあるが，末梢のもろもろの臓器の活動を調節する部位の働きは比較的よく保たれている．とすると，この実験結果には，どうしてもしっくりしないものがある．

　バゾプレシン産生細胞が老化によってアルコールには反応しにくくなるが，血液中の食塩濃度の上昇によく反応してさかんにホルモンの分泌を起こすというのは，なぜだろうか．いちおうの説明として，分泌を抑制するものには反応しないが，分泌をうながす刺激に強く反応するということになる．年寄りの気むずかしさが，こんな生理反応にもみられるかのようである．

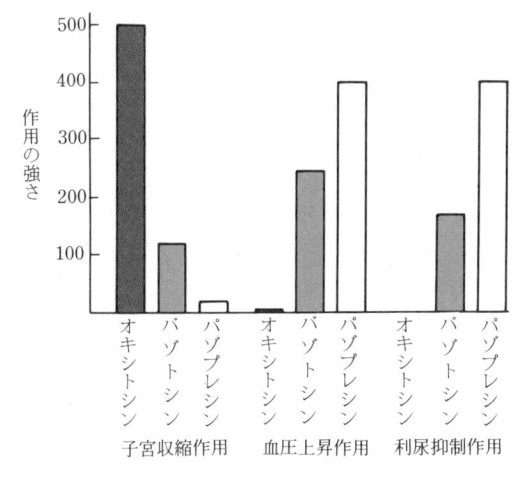

図3.7 後葉ホルモンの生理作用の比較
バゾトシンの化学構造はバゾプレシンとオキシトシンの中間に相当しており，生理作用も両者の中間である．バゾトシンは哺乳動物にはないが，それ以下の脊椎動物には広く存在している．

ここで問題になるのは老年性痴呆とバゾプレシンとの関係である．このホルモンで呆けが防げるとか，よくなるとすれば，それにこしたことはないが，話はそんなに簡単でない．第一に，血液中に出るバゾプレシンと脳内のそれとが並行していないこと，第二に，記憶を司る神経細胞が老化していたら，いくらバゾプレシンが多くても，それに対して反応する能力が失われていることである．

記憶には，これ以外にいろいろな要因がかかわっている．

3.9 オキシトシン

後葉ホルモンとして，いま一つ重要なのはオキシトシンである．化学構造はバゾプレシンと非常によく似たペプチドであるが，生理作用はまったくちがっている（図3.7）．

オキシトシンの主な作用として従来から認められているのは，(1)子宮を収縮して分娩を助けること，(2)乳腺にはたらいて腺のなかにたまっている乳汁を押し出すこと，である．だから胎児の分娩と乳幼児の授乳に必要なホルモンであることはたしかであるが，これは女性の生涯でほんの一時期に限られている．

ところが，視床下部にも下垂体後葉にも，常時オキシトシンがある．女ばかりでなく男にもオキシトシンがある．それゆえ，オキシトシンには何か別の生

理作用があるにちがいないと予想され,暗中模索の研究がいまなお続けられている.

先に図3.4に示したように,オキシトシンを含む神経線維は,バゾプレシンのそれとともに脳内に広く分布しているから,その中枢作用が問題になってくる.その一つとして,オキシトシンが母性行動をうながすといわれており,いま一つはバゾプレシンとは逆に,記憶を失わせるという.

しかし残念ながら,オキシトシンの脳活動に対する作用については,まだ確実なことがさっぱりわかっておらず,今後の大きい研究課題として放置されている.記憶に対する作用にも,結論が得られていない.

4. 視床下部ホルモンの発見

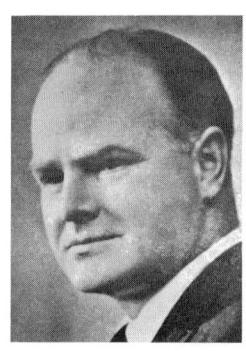

G. W. ハリス

4.1 腺下垂体ホルモン

腺下垂体には各種のちがった腺細胞があって，それぞれ別のホルモンを分泌している．以前からわかっているホルモンとして，次のようなものがある．同じホルモンでも，いろいろな名前がついていてまぎらわしいが，よく使われるホルモン名を併せて書いておくことにした．なお，専門書を見るとカッコ内の英語の略称がいつも使われている．

(1) 副腎皮質刺激ホルモン，コルチコトロピン（ACTH）
(2) 甲状腺刺激ホルモン，サイロトロピン（TSH）
(3) 卵胞刺激ホルモン（FSH）
(4) 黄体形成ホルモン（LH）
(5) 成長ホルモン，ソマトトロピン（GH）
(6) プロラクチン（PRL）
(7) メラニン細胞刺激ホルモン，メラノトロピン（MSH）

このうち卵胞刺激ホルモンと黄体形成ホルモンはいずれも性腺にはたらくから，併せて性腺刺激ホルモン，またはゴナドトロピンと呼んでいる．卵巣のな

い男性で卵胞刺激ホルモンだとか黄体形成ホルモンというのはおかしく，前者は精子をつくるのに役立っており，後者は睾丸の間細胞から男性ホルモンを分泌する働きをもっているのだが，化学構造がまったく同じであるから卵胞刺激ホルモン，黄体形成ホルモンという言葉をそのまま使って，男女で区別をしていない．

このようなホルモンの名前からほぼ想像されるように，腺下垂体ホルモンには他の内分泌腺の働きを支配するものが多いから，下垂体が内分泌系の主座にあって，各種の内分泌腺の活動を調節しているとみなされていた．

それでは腺下垂体の活動は，どんな仕組みで変わるのだろうかという疑問が生まれてくる．はじめ，腺下垂体の分泌は腺細胞が自己調節をしているものとして曖昧に考えられていたが，どうもこれではすっきりしない点が多い．細胞自身がどれだけのホルモンを分泌したらよいかをどうやって知るのだろうか．

この問題は，フィードバック調節があることで一部解決の方向に進んだ．たとえば，甲状腺刺激ホルモン（TSH）がさかんに分泌されるようになると，下垂体は血液中に余分に甲状腺ホルモンがあることを感知して，TSHの分泌を少なくする．したがって甲状腺の分泌能が衰え，ちょうど必要なだけの甲状腺ホルモンが血液中にあるように調節がおこなわれるというのである．

このフィードバック調節の仕組みは，現在もそのまま認められている．このようなホルモンのフィードバックには負と正の二つの様式があって，ここに甲状腺について述べたのは負のフィードバックである．正のフィードバックというのは，分泌されたホルモンが引き金になって，さらに分泌がさかんになる型である．

4.2 視床下部と腺下垂体とのつながり

先に述べたように，神経下垂体には視床下部からきた神経線維がたくさんあるが，腺下垂体にはほとんど神経がきていない．したがって，腺下垂体の働きは脳の支配を受けていないかのような印象をうける．

ところが，脳の活動状態によって腺下垂体ホルモンの分泌状態が影響されるという事実がある．たとえばストレスの影響で，脳が興奮すると副腎皮質刺激

ホルモン（ACTH）の分泌が活発に起こる．目から，耳からはいった異性の魅惑的な刺激性の情報によって，ゴナドトロピンの分泌が高まることも明らかである．ということは，脳からの神経によるのでなく，何か別の仕組みで腺下垂体の活動が促進されることを暗示している．はたしてそれは何ものだろうか．

　神経ばかりを考えていた人たちは，もう一つの連絡路のあることを見逃していた．視床下部と下垂体とを結ぶ茎部に細い何本かの血管があることである．

　この特殊な血管は，古く1724年にフランスのリュートーによって記載されたが，彼の発見は忘れ去られ，その後1900年代の初めになってルーマニアのレイナーによって再発見された．彼は，この発見をもとにしてくわしい研究をするように，若いポパにすすめた．ポパは丹念に調べた末，1930年になってから視床下部下垂体門脈系として，この血管の存在を発表した．腺下垂体内の血管網から出た血液が，茎部にあるこの血管を通って視床下部にはいり，そこで再び毛細血管の網をつくるというのである．

　それから6年後，1936年にハーバード大学のウィスロッキーらは，ポパの考えが間違っており，血液は視床下部から下垂体に向かって流れることを，サルに墨汁を注入した実験で証明した．この門脈系は図4.1に示すようになっている．

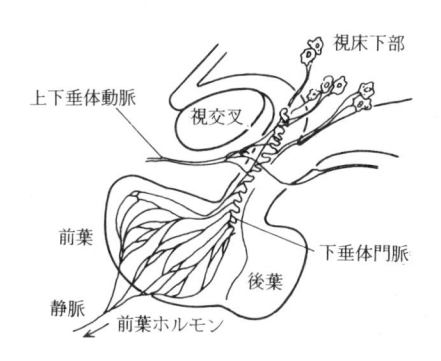

図4.1 視床下部と腺下垂体（前葉）とを連結する門脈系

　門脈の血流は非常に複雑で，一般に血液は視床下部から腺下垂体に向かって流れているが，一部は下垂体から茎部をさかのぼって視床下部にはいることが，近年（1978年）確認された．

　門脈を血液が流れる方向について，このような意見のちがいがあったが，オ

クスフォード大学のG. W. ハリスは，解剖学の立場から門脈系についてくわしく研究した．その結果からみて，彼は1944年，新しい学説を提唱した．それは，視床下部でできたホルモンが門脈系を通って腺下垂体にはいり，下垂体ホルモンの分泌を調節する，という考えである．

彼はこの仮説を実証するため精密な実験を積み重ね，彼の考えに反対する学者と激しい論争をくり返した末，1955年に『下垂体の神経性調節』という著書を刊行し，自らの学説が正当なものであることを強調した．この本は世界中の学者に大きな反響を呼び，ハリスが想定する視床下部ホルモンを確認する気運がにわかに燃え上がった．

4.3 視床下部ホルモンへの挑戦

それ以来，ハリスはもとより，多数の学者が視床下部ホルモンを発見するためしのぎを削って，激烈な競争の下に研究を進めた．その先陣争いがどれほど凄じいものであったかは，N. ウェイド著『ノーベル賞の決闘』(丸山工作・林泉訳，岩波現代選書) にくわしく記述されている．欧米の学者の研究に対する執念深さをみると，わが国の若い研究者には厳しい根性が欠けているといわざるをえない．

ところで私どもの研究室では，ACTHの分泌に神経下垂体ホルモンがかかわっているかどうかを知るため，ネズミで腺下垂体を傷つけないようにして神経下垂体だけを摘出して実験した結果，神経下垂体ホルモン，ことにバゾプレシンそのものがACTHの分泌に直接に作用するのではないことを明らかにした．また，微量の視床下部抽出物をネズミの腺下垂体の中に注入する方法を開発して，いくつかの新しい知見を得た．

ハリスは自ら提唱した視床下部ホルモンの存在を実証するに至らず，1971年にこの世を去ったが，それに先立ってアメリカのギルマンとシャリーは1969年に，それぞれ独自に，しかもまったく時を同じくして，甲状腺刺激ホルモン(TSH)の放出をうながすホルモンとしてTSH放出ホルモン(TRH)を発見し，ついでシャリーの研究室では有村章(現チューレン大学教授)と松尾寿之(現宮崎医大教授)の両氏が中心になって実験をすすめ，ゴナドトロピン放出

4.3 視床下部ホルモンへの挑戦

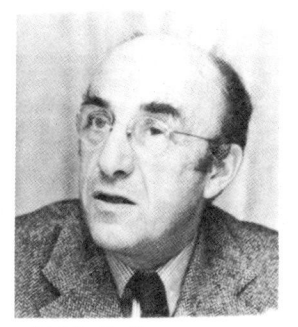

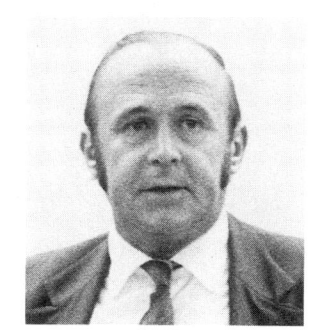

図 4.2 R. ギルマン

図 4.3 A. V. シャリー

ホルモン (LHRH) を発見し、またプロラクチンの分泌を抑制する因子としてドーパミンがはたらくことを見出した．

一方，ギルマンは成長ホルモンの分泌を抑制するホルモンとしてソマトスタチンを発見した．これら視床下部ホルモンの発見の功績によって，ギルマンとシャリーの両氏は1977年にノーベル賞を受けた．

その後もひき続いて研究が進められ，ギルマンの共同研究者であったベールは，1981年にACTH放出ホルモン (CRH) を発見，さらに同年，ギルマンのグループによって成長ホルモン放出ホルモン (GRH) が発見された．

テキサス大学のマッカンも，ギルマン，シャリーらの強力な競争相手の一人で，視床下部ホルモンの発見に精力的な努力をしたが，化学的な面で遅れをとった．こうした学者はほかにも多数いる．この人たちは，1955年ごろから精根を尽くして視床下部ホルモンの分離，精製，そして化学構造の決定に努力した学者である．その強靭な意欲は驚くべきものであった．

ところがその研究に対して，ヨーロッパのある著名な学者が批判めいた言葉を洩らしていた．私が先年，ある国際会議で出逢ったときの話である．「あの人たちの仕事は，ただ努力をしたというだけの，いわば職人の仕事であって，何一つ新しい理念というものがない．学問は，新しい着想で未踏の分野を拓くものでなければならない」と．この意味で，先に述べたハリスはたしかに大きい貢献をしたといえる．

ここで，話の本筋からそれるが，研究というものについて，少しばかり触れておくことにしたい．

4.4 着　想

　オランダのユトレヒト大学へ，旧知のド・ウィード教授を訪れたときのことである．あらかじめアポイントメントはとってあったが，顔を合わせるといきなり，およそ1時間のセミナーをして欲しいという．

　私はその日，講演の準備をしていなかったが，コレチストキニンとその誘導体が脳の活動に対して驚くべき効果をもっており，これを臨床に応用できる可能性のあることを話した．コレチストキニンというのは十二指腸でできるホルモンで，膵臓から消化酵素を分泌させるとともに，胆嚢を収縮して胆汁を腸管に送り出す働きをもっている．このホルモンは脳にもあって，大脳皮質に非常に多いことが知られている．

　あれこれ討議をし，時には突拍子もない質問にとまどいながら話をしている間に，ド・ウィード教授は「どうしてそういう考えをいだくようになったのか，その根拠を聞かせてほしい」とのこと．これにはいささか面喰って，「私の答は至極簡単で，ただインスピレーションによるものです」と逃げた．一部に笑い声があったが，それは侮蔑的なものではなかった．ド・ウィード教授はすぐ立ち上がって皆に強く呼びかけた．

　「科学の研究でインスピレーションほど重要なものはない．研究はすべて理論的な根拠にもとづいて一歩一歩おこなうべきものであるという人がいるが，必ずしもそうとはいい切れない．飛躍的，画期的な学問の進歩はインスピレーションによって得られるものであって，新しい研究の開発に欠かしえないものである」といった意味のことを懇々と話した．

　この内容は私がつね日頃感じており，また口にしているところによく一致していた．研究は空想から出発して，推理，思考し，これを実験によって証明するものである．その結果から一つの仮説が生まれてくる．

　古い話だが，1954年，当時成長ホルモンの研究で第一人者であったニューヨーク市立大学のドゥボードー教授を訪問したとき，「何より先に，君の研究の仮説について説明してもらいたい．実験によってどんな成績が得られるかは技術員の仕事であって，研究者は技術員がした仕事から，学問としての理念をひき出すのであり，仮説を生み出すことである」と語ったことを覚えている．

4.5 ひらめき

　人間にとって人生にとって大切なことの一つは，思考のひらめきである．松下幸之助氏は小学校4年で中途退学して奉公に出て，火鉢屋，ついで自転車屋で働いていたが，そのころ大阪で走り出した電車を見て，これからは電気の時代だと感じ，大阪電灯会社にはいった．そのとき15歳だったという．ある日，もっと便利なソケットが作れるはずだと感じ提案したが会社が受けつけなかったので，独立し，改良ソケットを作り始めた．それが22歳．それから発展してわが国最大の家電メーカーにまでなった．同氏はいう「自分なりのひらめき，思いにもとづいて新たな道を切り開く毎日がだいじ」と．

　財界人だけでなく，芸術家も，科学者も，創造性の点で同じである．そのひらめきを芸術家は，それぞれの文化活動によって表現し，作者のこころにあるものを具象的に示し，他の人に感動を与える．

　科学者の行動も，まずはじめに研究心のひらめきがあって，これを実証するために実験を計画し，推測が正しいかどうかを判定する．しかし，生物科学者にとって，優れたひらめきをもつまでには多くの経験が必要であるし，よい先輩や同僚のかもし出す雰囲気が役立つといえよう．

　芸術家の作品に失敗作があれば自らこれを棄て去るように，科学の研究にも失敗が多い．その失敗のもとを考えることによって，さらに新しい思考の発展が得られるのである．平凡な科学者は，最初の着想が貧弱だし，実証の能力も未熟である．だから，これといった成果が得られない．一方，偉大な科学者といわれる人は，創造性のレベルが高く，着想を事実として証明する才能に秀でている．

　研究の創造性に関してアインスタインの興味深い言葉がある（アンドレ・モーロワ著『幻想論』三浦秀彦訳，新潮選書から引用）．すなわち，「発見のメカニズムは，論理的なものでも，知的なものでもない．それは突然の天啓であり，忘我の境地に近いものである．もちろん，その後で知性が分析し，実験が直観を確認するが，出発点においては，想像力の跳躍がある」．

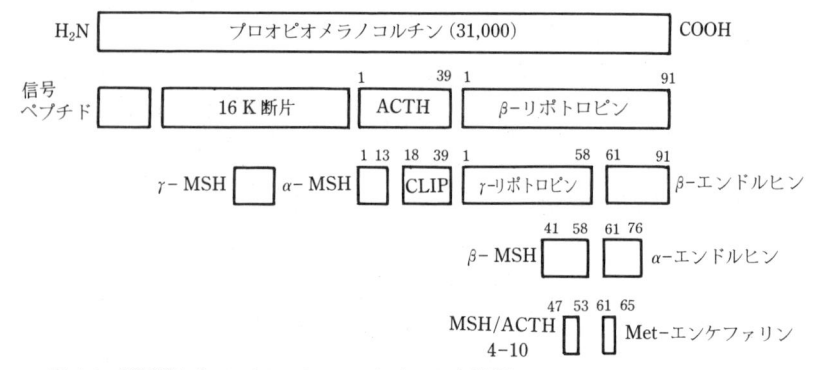

図4.4 POMC（プロオピオメラノコルチン）からACTH，リポトロピン，エンドルヒン，MSHなどのホルモンができるプロセス

MSH（メラノトロピン）には α，β，γ の3種類がある．エンケファリンの分子構造は β-エンドルヒンの一部と同じであるが，これは別の前駆物質からできる．

4.6 ACTH放出ホルモン（CRH）

話を元に戻すことにしたい．

まず，下垂体のACTH含量を測ると，他の腺下垂体ホルモンの量に比べて非常に少ない．しかし，ストレス刺激をうけると迅速に大量のACTHが放出されるから，ACTHの産生はきわめて速やかにおこなわれるものと考えられていた．

ずいぶん以前におこなった私の実験で，ネズミの下垂体をとり出して，すぐにACTHを測ると，抽出物の副腎皮質刺激作用はあまり強くないが，抽出物を冷蔵庫に入れておいて翌日あるいは翌々日に測定すると，効果がいつも強くなっていた．このことから，下垂体のACTHには何か前階程の物質があって，このものから生物活性の強いACTHができるのではなかろうかと思ったが，当時，この問題について研究を進める機会がなかった．

こんな曖昧な私の考えは，最近になってはっきりした事実として立証されるに至った．それは，ACTHの母体として，POMCという分子量31,000に及ぶ大分子のものがあって，これが分解されて生物活性のあるACTHになることが明らかにされたからである．POMCというのは，プロ（P），オピオ（O），メラノ（M），コルチン（C）をつづめた略語である．

プロは前段階のものであることを意味しており，オピオはオピオイド，すな

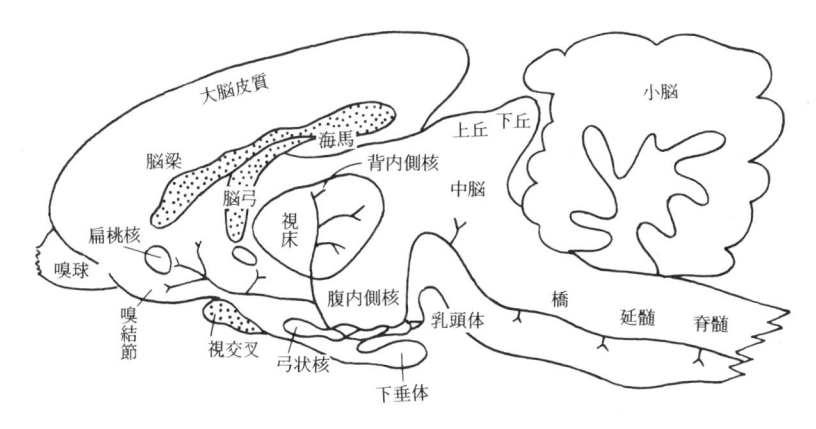

図4.5 弓状核の MSH/ACTH 細胞から出る神経連絡

わちモルヒネ様物質としての β-エンドルヒン,メラノはメラノトロピン(メラニン細胞刺激ホルモン――MSH),コルチンはコルチコトロピン(ACTH)である.同じ一つの母体物質から,このようにいくつかのホルモンができる過程を図4.4に示した.

先に述べた視床下部ホルモンの研究は,ACTH の分泌をひき起こすホルモンを抽出することから始まった.当時,下垂体ホルモンを測定するためには生物学的な検定法しかなく,それには ACTH による副腎皮質ホルモンの分泌を測定するのがいちばんたやすかったからである.それゆえ,多くの学者が ACTH 放出ホルモン (CRH あるいは CRF と略して呼ぶ) の抽出に励んだわけである.

ところが,実験は容易に進展しない.他の視床下部ホルモンが発見されても,CRH の研究はずっと遅れて,1981 年になってようやくその分子構造がわかった.41 個のアミノ酸でできたペプチドである.

4.7 CRH の分布と中枢作用

ネズミの脳で CRH の分布を調べると,当然のことながら視床下部に多く,神経下垂体ホルモンを分泌する室旁核には CRH 産生細胞があって,下垂体門脈に CRH を放出している.この CRH は弓状核にはたらいて,ACTH と MSH を脳内に広く送り出している (図4.5).この神経核にはいろいろな細胞が混り

あっており，CRH以外に他のホルモンもつくっている．

以前はCRHの作用はACTHの分泌を起こすだけと考えられており，ギルマンやシャリーは視床下部の下垂体に最も近い部分——正中隆起——と下垂体茎部だけを材料にして抽出に努力していたが，CRHそのものの本体が明らかになるとともに，このホルモンが脳内に広く分布していることがわかった．視床下部以外にCRHがある部位として，視床，扁桃核，大脳皮質，中脳，橋と延髄，小脳，脊髄にまで及んでいる．

一方，CRHに反応する受容体の分布をネズミの脳で調べると，前脳，ことに大脳の新皮質，正中隆起，扁桃核，線条体などにある．

ここに脳の内部構造を示すいくつかの言葉が出てきて，脳の解剖についてご存知ない読者には恐縮だが，お許し願いたい．大雑把にいって，扁桃核も線条体も，大脳の表面をおおっている新皮質の奥にあって，扁桃核は主として個体の維持に必要な各種の行動にかかわっており，線条体は主にからだの運動を調節する役割をもつ神経核である．いずれにしてもCRHが脳内に広く分布していることは，脳の活動を調節する働きをもつことを暗示している．

からだにストレスが加わったとき，CRHによってACTHが放出されて，副腎皮質ホルモンが分泌されるし，脂肪組織からエネルギーとして利用されるかたちに変わった脂肪酸が血液中に出て，そのいずれもがからだを守り，力をつけることになる．

CRHは下垂体にはたらくだけでなく，脳で，とくにノルアドレナリンをつくる青斑という神経核の細胞の活動をさかんにする．このことは，脳室という脳のなかにある髄液のはいっているところにCRHを注射しても，あるいは，直接に青斑にごく微量のCRHを注射しても同じような結果が得られ，その部位の細胞の電気活動がさかんになることからわかる．

つまり，ストレスに反応して脳のノルアドレナリン神経が活発にはたらくようになり，行動の面からみて覚醒状態が高まり，交感神経系全般に対する活動性が高まる．これによって血液中のアドレナリン濃度が上昇し，血圧が高くなり，心臓の拍動数がふえるし，血糖が上昇する．こうした変化はすべて，ストレスに適応するためのものである．

ネズミではこれ以外に，毛づくろいがさかんになり，一方，立ち上り行動が少なくなる．私たちがしばしば経験するように，ストレスによって食欲が減退するが，これにも CRH が一部関係しているらしい．また，CRH を脳内に注射したとき，バゾプレシンの分泌が起こることも認められており，このホルモンは CRH による ACTH の放出を強める．加えて，CRH は一般の運動量を増加し，視覚を通しての弁別作業の効率をよくする．CRH が脳でどんな働きをもっているかについて，今さかんに研究がすすめられているから，これから先もっといろいろなことがわかるにちがいない．

いずれにしても，こうした CRH の中枢作用が，CRH そのものによるのか，あるいは CRH によって分泌される ACTH, MSH, β-エンドルヒンの作用も加っているかについて，現在まだ確実なことはわかっていない．この疑問を解くために，あらかじめ下垂体を摘出しておいて，下垂体からの ACTH などの分泌をなくした動物に CRH を与えて調べたとき，同様の結果が得られることからみると，CRH は下垂体に対する作用とは関係なく，中枢作用をもつと考えられる．しかしこれに関連して重要なことは，視床下部の弓状核という神経核に POMC があって，ACTH, MSH, β-エンドルヒンなどをつくっていることである．

4.8 視床下部ホルモンの作用の多様性

CRH の作用はすこぶる複雑であって，ただ ACTH の分泌をうながすだけでなく，脳に対していろいろな働きをもつことを述べたが，同様のことは他の視床下部ホルモンにも当てはまる．

成長ホルモンの分泌を抑制するソマトスタチンを例にとると，このホルモンは脳内に広く分布しているだけでなく，腸管の神経，膵臓のランゲルハンス島（インスリンやグルカゴンなどを分泌する組織），甲状腺などにもあって，広範な抑制作用をもっている．脳では甲状腺刺激ホルモン（TSH）の分泌を起こす TRH やバゾプレシンの産生を抑える．一方，TRH は TSH の放出を起こすとともに，プロラクチンに対しても強力な放出作用がある．そして TRH は脳の活動に対して一般に興奮性に作用することが知られている．

脳にあるほとんどすべてのホルモンに，このような多様な働きがあり，それぞれのホルモンがたがいに協力し，あるいは反発して，行動あるいは精神作用を調節しているのである．

5. 脳がつくるモルヒネ

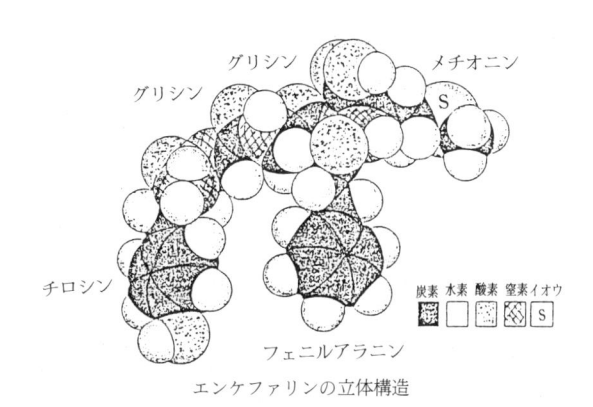

グリシン　グリシン　メチオニン
S
チロシン
炭素 水素 酸素 窒素 イオウ
フェニルアラニン
エンケファリンの立体構造

コクトーの詩集から，その一節を抜き書きすると，

阿片は軽い牧場となる．
傷つき過ぎた心には，これ以上のものはない．……
人たちは僕の翼を変えたいのだ．
もと僕の心には煙の翼が生えていた．……
昔，鳥に変った鳥さしに，パイプが翼を生してくれた．
僕は，水のコルク，空の雲，泡沫だった．飛行絨毯に寝こんで僕は昇天した
ものだ．……

　これではいったい何のことだか，よくわからないだろう．この詩の全文を写しとっても，やはりわからないだろう．というのは，阿片の煙に陶酔し，もうろうと夢みる彼の頭のなかを画いた詩であるから．

　阿片，モルヒネ，ヘロインなどはひとときの恍惚や陶酔感を与えるが，いつ

しか人格を破綻させるにいたる恐怖の薬物である．ひとたび耽溺に陥ると，どんな凶悪な手段によってもこの薬物を欲求し，狂乱の果て，もはや人とも野獣ともいえない姿になる．阿片の濫用が広がるにつれて，国家すら崩壊することもあろう．

阿片は，現在世界をあげて論議の的になっている核爆弾にも匹敵する人類の敵である．「核」の使用は一部の戦略家と政治家の手にゆだねられているが，麻薬は人類の底辺に広く深く浸潤していく．わが国では阿片を作るけ̇し̇を栽培することは現在まったくなくなったが，税関のどんなきびしい監視の目をくぐっても，麻薬と覚醒剤が国内にはいってくる．どこかのいくつかの国から流れこんでくるのである．

アメリカがベトナム戦争で得たもの，それは麻薬の潜入である．男女を問わず若い人たちの間にこの薬物が拡散するにつれ，思いがけない事態が起こりかねない．

21世紀を予測する人たちは，多様な精密巨大機械化文明の進歩発達を中心に，甘い夢の世界を物語っている．ヒトの英知は，人口爆発と食糧およびエネルギー資源の不足に対処する方法を拓くだろうというが，こうした楽観的な考えに反して，思いがけない落とし穴があるかもしれない．発展途上国から先進国へ化学兵器としての麻薬が送り込まれ，暗黙のうちに新しい戦争が進められることである．これはやがて現実の問題としてとり上げられねばならなくなるだろう．

5.1 生物界に共通するホルモン

からだの細胞がホルモンのような化学物質によって情報を伝えることは，何億年か前の初期生物に始まり，それがそのまま現在の生物にまで保たれているのであるらしい．情報の伝達といえば，神経線維の連絡がどうしておこなわれるかということだけを考えるのは片手落ちである．

脊椎動物のホルモンは，その元型が無脊椎動物の昆虫や，ミミズのような環形動物，軟体動物，さらに各種の単細胞生物にあるし，ホウレン草やライムギなどの植物にもある．私たちがここで脳のホルモンとして問題にしている

5.1 生物界に共通するホルモン

ACTH, エンドルヒン, ソマトスタチン, ニューロテンシンなどは, 単細胞生物にも見出されている. しかし, こうしたホルモンは下等生物でどんな働きをしているのだろうか. まだ充分に研究はすすんでいないが, 単細胞生物では相互の情報交換に利用されているらしい.

一方, 動物のからだには植物の成分に反応する受け皿として「受容体」がある. その一つの例として, 神経細胞の活動をひき起こす最も重要な化学物質であるアセチルコリンに対して, 細胞はこれに直接に反応する受容体をもっており, この受容体にはムスカリン性とニコチン性の2種類がある. 植物のアルカロイドに属するムスカリンとニコチンが動物の受容体に結合するが, アセチルコリンはこれら2つの型の受容体に結合して, 神経興奮を伝えるのである（図5.1）.

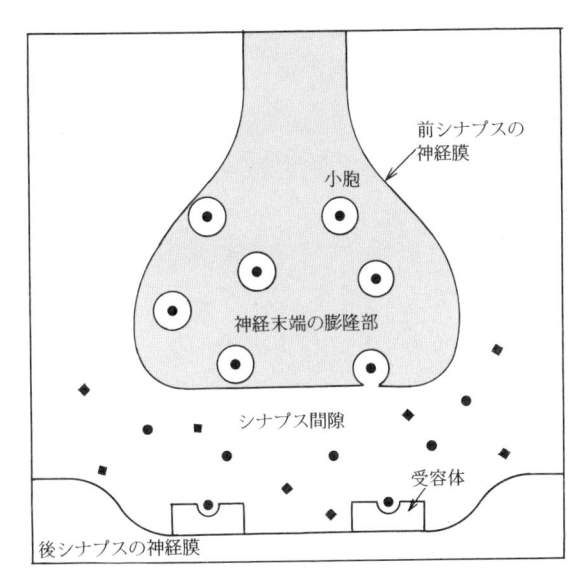

図5.1 神経細胞が情報を伝達するシナプス
神経終末から放出された情報伝達物質は受容体に結合して作用する.

これ以外にも, 植物のアルカロイドが動物のホルモン受容体に結合して, 特殊な生理反応をひき起こす例は少なくない. 甘草に含まれているグリチルリチンが副腎皮質ホルモンのアルドステロンのように高血圧を起こす. アルドステロンは食塩をからだのなかに貯え, 尿中に出ないようにするホルモンであるから, それが過剰になると高血圧を起こす原因になる.

近年マリファナがしばしば社会問題になるが，マリファナを吸う女性では乳房が目立って大きくなってくる．これはそのなかに含まれているアルカロイドが，女性ホルモンのエストロゲンに対する受容体に結合して，女性ホルモンの分泌が急にふえたのと同じ反応を起こすからである．

　メキシコ産の植物から取り出されるメスカリンは，脳にはたらいて幻覚を起こす薬物として知られている．フランスのサルトルの体験によると，注射をうけた彼の目に入るものはすべてが気味悪く変形してしまい，雨傘がハゲタカになったり，靴が骸骨になるし，ヒトの顔は化けもののように変わる．そして彼のからだには，両脇といわず，背中といわず，カニやタコなど，えたいの知れないものがはいまわったという．

　ところで問題のモルヒネである．1973年にアメリカのスナイダーらは，高等動物の脳にモルヒネと結合する受容体があることを発見した．ついで1975年にスコットランドのコスタリッツの研究グループが，モルヒネと同じ作用をもつペプチドが脳にあることを認め，これをエンケファリンと名づけた．その翌年にはアメリカのリーらによってエンドルヒンが発見され，その後，同様のものとしてダイノルヒンのあることもわかった．

　これらの発見にともなって，脳内のモルヒネ様物質について爆発的な研究ブームが始まった．からだのなかにあるこれらのモルヒネに似た作用をもつものはペプチドであり，これを一括してオピエート（阿片薬）あるいはオピオイド（阿片様物質）と呼んでいる．

　こうした動物と植物に共通する物質があることから，ヒトは古くからの経験によって薬草と毒草を区別し，その一部を医薬品とし，あるいは医薬品の材料として利用している．また，微生物がつくり出す物質から薬物を取り出すことにも成功した．その代表的なのがイギリスのA.フレミングによるペニシリンの発見，アメリカのS.A.ワックスマンによるストレプトマイシンの発見である．

5.2　脳にある阿片様物質

　ヒトをはじめ各種の動物の脳，さらに神経系の全般にモルヒネと同じ作用を

5.2 脳にある阿片様物質

もつペプチドホルモンがあるというのは驚きである．このようなペプチドホルモンは，現在およそ20種類にも及ぶことがわかり，これを大きく分けると，エンドルヒン系，エンケファリン系，ダイノルヒン系の三つである．これら3種類のオピエートの作用はほぼ同じであるが，これらのものができる仕組みと，神経組織内での分布はちがっている．

エンドルヒンは視床下部の弓状核と名づける神経核で，ACTHと共通の大きい母体タンパク質（POMC）からできて，その神経細胞から出る長い線維を伝わって脳内に広く送り出されていることは先に述べた．

これとはちがって，エンケファリンとダイノルヒンをつくる神経細胞は脳のなかのいたるところに多数あるが，その細胞から出る線維は短い．だから，その細胞の近くではたらくだけである．しかしエンケファリンは交感神経系に属するあちこちの神経細胞，加えて副腎の髄質（アドレナリンを分泌するところ）でもできる．

からだのなかでできる阿片がどんな化学構造をしたペプチドかなどという話は省いておこう．基礎的な知識をもっておられ，かつ興味をいだかれる方は，しかるべき専門書を見ていただきたい．いずれにしても，からだのなかのオピエートはモルヒネと同じように，痛みを抑え，また悦楽感をさそい起こし，ムードをよくするのである．

痛みを覚えることは，からだに異常があるか，あるいは何かの危害が加わったことを知って，その障害を避け，からだを安全に守るために必要なことである．もし危害に出会っても苦痛や疼痛がなければ，自らからだを防衛または避難する必要に気づかないから，障害がますますひどくなるおそれがある．しかし痛いことは誰でも嫌であるから，それを感知すると，その際の強い痛みを和らげる手段として，脳にオピエートがある．

ところでサディズムとマゾヒズムは，時に小説の題材になる変態性欲である．こうした異常者が稀にあることは古くから知られている．性的興奮，ことにオルガスムでエンドルヒンの分泌が著しくふえると一般に推測されているが，おそらくマゾヒストではその分泌がきわめて多く，しかもオピエートに対する中枢の感受性が極度に高いためとして説明されるだろう．

一方，サディストはどうか．これはエンドルヒンそのものでなく，おそらく脳のドーパミンの働きに異常があって，残虐な行動をすることによって興奮が高まり，悦楽感にひたる．このことが性的異常行動として発現するのに少なくとも一部関係しているらしい．

5.3 脳内オピエートの多様な作用

エンドルヒンを主とするオピエートの作用として，痛みを和らげることとムードをよくすることについて述べたが，脳内のオピエートにはそれ以外にいろいろな働きがあるのではないかと考えられている．

たとえヒトのからだに同じ化学物質があるとはいえ，それを注射すると「人体実験」ということになってしまうから，動物で調べた結果に頼らざるをえない．エンドルヒンが発見された当時注目されたのは，痛みをなくす作用に加えて，このオピエートによって全身の筋肉が硬直して，自由に運動することができなくなってしまうことである．それが精神分裂病の症状の一つカタレプシー（全身の筋肉の硬直した症状）に非常によく似ているから，エンドルヒンの分泌あるいは代謝の異常が分裂病の原因だろうと唱える学者がいた．しかしネズミでこの症状を起こすためには，常識外の大量を脳のなかに注射する必要があるから，生理作用としては問題にならない．

もっと少量を注射すると，自発的にさかんに運動をする．これは交感神経系を刺激して，アドレナリンの活動を促すからである．アドレナリンをつくる組織にエンケファリンがあり，とくに副腎の髄質でこのオピエートの産生が多いことからみても，アドレナリン系の活動とオピエートの作用との間に緊密な関係があると考えられる．それに加えて，オピエートを注射すると，心臓の働きや呼吸がさかんになることも認められている．

近頃はそれほどでもないが，何年か前にジョギングが大いにはやった．ことにアメリカのカーター大統領が訪日したとき，毎朝ジョギングをしているニュースが新聞に出て，流行に輪をかけたようである．働きざかりの中年の人が健康づくりのため朝のジョギングをしているとき，にわかに心臓発作を起こして急死したという話もあった．だから，若い人ならともかく，中年になってから

無理をしてイヌのようにひょこひょこ走りまわることもあるまいという人がふえてきた．それでもジョギング党によると，早朝走り回れば爽快感が得られ，その日の仕事が順調にはかどるという．

　テニスやゴルフの流行も似ているが，こうしたスポーツは時間が長いし，相手なしにはやれないから，他の人をまきぞえにする点でちがう．加えて，これらのスポーツには道具と設備が必要だから，いつでもどこでもマイペースでやれるわけではない．ジョギングのように好きなとき，好きなだけやるという手軽さがない．

　私が子どものころというとずいぶん昔の話になるが，毎日2kmぐらいずつ走っていた．また，夏には毎朝冷水浴を強制され，秋になって肌寒くなると乾布摩擦に切りかえさせられた．皮膚が寒さに耐えるよう鍛練せよというのである．ジョギングと冷水浴とはまったく別の話ではないかと思う人も多いだろうが，ホルモンの分泌からみると共通した点がある．スポーツにしても，冷水の刺激をうけたときにしても，視床下部とそれにつらなる下垂体からACTHとエンドルヒンがさかんに分泌されるのである．

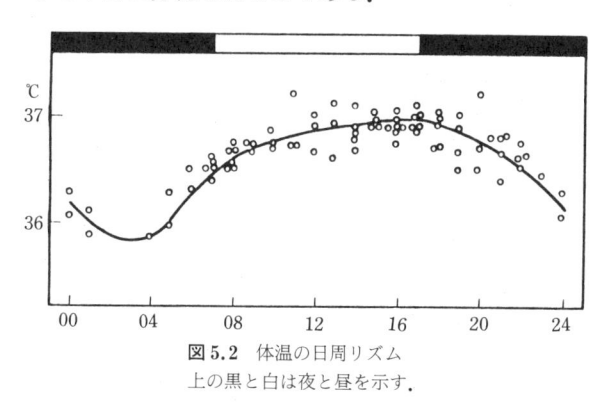

図5.2　体温の日周リズム
上の黒と白は夜と昼を示す．

　ACTHの分泌は早朝に多く，このホルモンがはたらいてからだの活動エネルギーを提供するし，脳では注意力を増し，動機づけをうながしてやる気を起こさせる．いま一つのエンドルヒンは先に述べたように，阿片と同じような快感を呼び起こす．ジョギングを喧伝する人は，このエンドルヒンのもたらす快感をいだくようになるためかもしれない．モルヒネ中毒の人が，その味を覚える

とそれにとりつかれ，しだいに深みに陥ってしまうように，ジョギングを習慣にすると日課としての楽しみを忘れることができなくなるらしい．

ところで，たいていの人はどうして早朝にジョギングをするのだろうか．早朝には自分に自由な時間があることと，都会でも交通量が少ないから空気が比較的きれいなことがあげられる．これはもっともな話であるが，それに加え，私たちのからだには1日を周期とするリズム変動があることにも目を向ける必要がある．図5.2は私自身の体温の日周リズムで，早朝から上昇し始め，昼すぎに最高になって，夕方を過ぎるとだんだん低くなる．

以前に私の共同研究者であった阿岸祐幸博士（現北大教授）は，体温上昇期の午前9時と，下降期の午後9時に，25°Cの冷水浴あるいは42°Cの温水浴を10分間ずつして，いろいろなホルモンの分泌にどんな影響が現れるかを調べた．その研究結果のうち，ここでは下垂体副腎皮質系すなわちACTHの分泌だけを述べることにしたい．

それによると，朝の温水浴ではACTHの分泌に影響しないが，夜の温水浴でACTHの分泌がふえる．一方，朝の冷水浴でACTHの分泌がさかんになり，夜になってから冷水浴をしてもACTHの分泌には影響がない．このことは，朝の体温上昇期に冷水浴をするとACTHの分泌がさかんになり，夜の体温下降期に温水浴をすると，これによってACTHの分泌がうながされることを示している．

ACTHとエンドルヒンは共通の母体タンパク質からできるから，この二つのホルモンはほぼ並行して分泌されると考えてよい．したがって，ここに述べた実験結果から類推すると，早朝に適当な刺激があるとエンドルヒンの分泌が高まって快感が得られ，また夕方の入浴はエンドルヒンの働きで気分をよくするわけである．朝のジョギングで頭がすっきりして活動力が生まれ，夜のお風呂で疲れを癒しさっぱりするというのも，こうした脳のホルモンが関係しているのだろう．

なお，オピエートの脳に対する作用として，ここに述べたほか，性行動を促し，食欲を増進することが知られている．

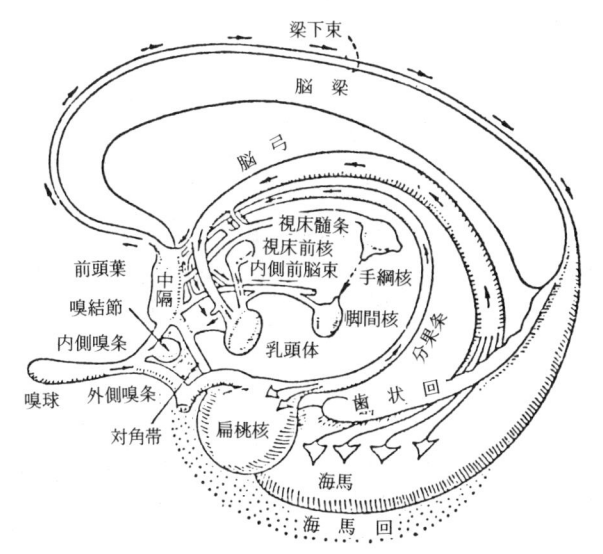

図5.3 大脳内部の構造を模式的に示した図
とくに大脳辺縁系を画いたもの〔マクリーン，1949から引用〕

5.4 快感の中枢

　動物の視床下部外側部を刺激したとき，それにともなって報酬が得られることを経験すると，その後その動物は同じ刺激を頻繁に欲しがるようになる．ネズミのケージにレバーをつけ，これを押すと電気刺激が得られるようにしておくと，長期間にわたって自分でレバーを押して，刺激を求めようとする．これを「自己刺激」という．

　古い研究では，自己刺激の反応部位の大部分が嗅覚系と視床下部に連絡していると考えられていたが，現在では，反応部位が脳全体に広くひろがっていることが明らかにされている．動物があまりにも頻繁に刺激を欲しがって，餌も食べず，ついには飢え死んでしまうことさえある．しかし通常，自己刺激の欲求はそれほど強いものでなく，ただ電気刺激が弱いとき，そしてそれに応じる報酬が少ないときにだけ見られ，それ以外のとき動物はこのレバー押しの仕事からはなれて，別の仕事に向かってしまう．

　自己刺激に反応する脳の領域には，カテコールアミン性神経線維がゆきわたっているとされているが，カテコールアミンが自己刺激に直接に関係するとは

5. 脳がつくるモルヒネ

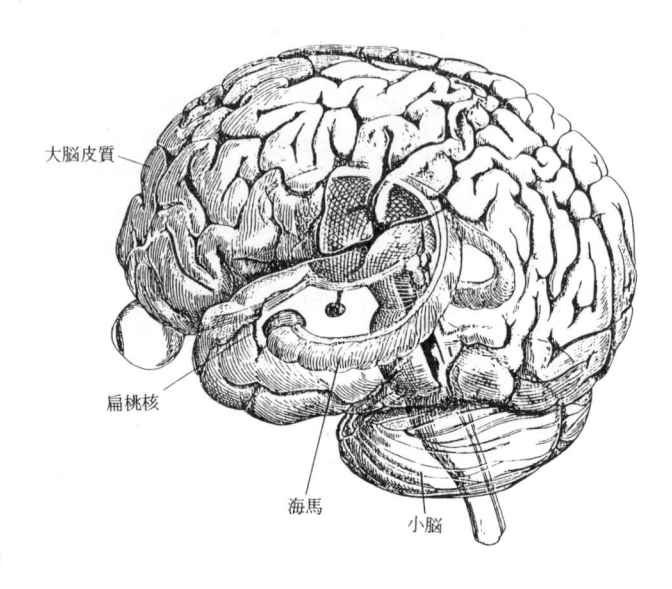

図5.4 扁桃核と海馬
側頭葉の外側を切りとって，内部の構造をみた図

(ラベル：大脳皮質，扁桃核，海馬，小脳)

考えがたい．コカインやアポモルヒンのような麻薬は，これらの薬物が関係する神経化学系に対する作用によって，脳の報酬行動をうながすといわれている．しかし，こうした研究の大部分は，脳のホルモンが行動に影響することがわかる以前におこなわれたものであって，オピエートをはじめ，各種の神経調節物質が行動に重要な役割をもつことがわかったのは，その後のことである．

　動物での報酬実験の話はさておき，ヒトで調べたところでは，予想されるほど確実な成績が得られていない．脳の外科手術の際，患者の脳内の適当な部位に電極を入れ，スイッチを"ON"にして刺激したとき快感があり，それは以前に経験したことのある楽しいものであったという報告がある．しかし反応はいつでも同じように起こるのでなく，環境の状況によってちがってくるようである．また臨床試験によると，快感に関係する系と，逆の嫌悪性の系との間，接近と忌避，あるいは報酬と懲罰の間に，機能的な拮抗作用があるという．解剖学的にこれらの系は広く分布しているから，部位として明確に示すことはむつかしい．神経網の一点での刺激あるいは興奮が，他の部位での刺激と同じ効果をあらわすこともある．

5.4 快感の中枢

しいていえば，快楽系は中隔領野，小脳の深部および扁桃核の背外側部にあり，一方，嫌悪系に関係するのは海馬，扁桃核の皮質内側部，小脳の深部，中脳および帯状回である．これらの神経核のある領域は，大部分が大脳辺縁系(図5.3)である．そのうちとくに重要な海馬と扁桃核を図5.4に示した．

マリファナやコカインのような快感を起こす薬物を患者に与えると，電気的な変化が小脳の深部と扁桃核にみられ，一方，嫌悪系での電気活動が低下する．一般に，快感系の活動化は嫌悪感をなくしてしまい，一時的に手に負えない痛みをやわらげる．逆に，嫌悪系の興奮は快感をなくしてしまう．

中隔の領域を電気で刺激すると，快感反応を強く起こし，その内容は以前に経験した幸福な出来事を想い出すものであることが多い．しかし快感の性質は，その患者と周囲の者の情動状態で大きくちがっている．たとえば，エロティックな映画を見ている時に刺激すると快楽感は性的なものになるが，同じ患者に同じ脳内の部位を刺激しても，別の条件下ではセックスとは関係のない快感が現れる．

逆に，嫌悪系の部位を刺激したときの反応は，通常，恐怖と怒りを起こし，すぐにその刺激が終るよう避けようとすることが多い．この場合，患者は過去に怒りをいだいたことを想い起こすようでもある．つまり，情動反応には経験，記憶，想起の過程が結びついているのである．

いずれにしても，エンドルヒンをはじめ脳内のオピエートは幸福感をもたらす情動反応の化学的基礎とみなされる．ここでいま一つ問題になるのは，自己防衛に役立つ嫌悪感をひき起こすために，何かの脳ホルモンが関係しているかどうかということである．オピエートが分泌されなければ，嫌悪感が現れるというようなことはありえない．嫌悪・忌避ホルモンの存否を知ることは今後の課題である．

なお，麻酔でどんな自覚症状が現われるかは，人によって大きく違うが，いろいろな症状をくわしく記した本の一つとして最もひろく知られているのは，ボードレールの『人工楽園』である．訳書（角川文庫）もある．

6. 松果体ホルモンと脳のリズム

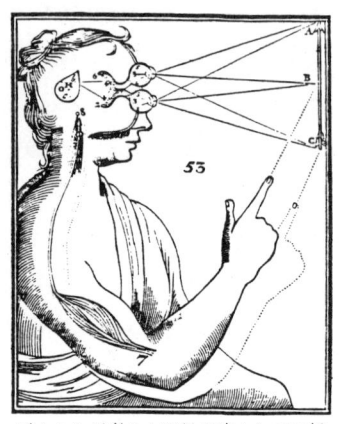

デカルトが考えた理性の座としての松果体

6.1 時の流れ

　生きることは楽しみであり，あるときには苦しみでもある．歓びの蔭に悲しみがひそみ，いらだち悩む反面，ほのかな安らぎを覚えるときがある．愛と憎しみ，善と悪，真実と偽りも同じだろう．ある社会で善であるとみなされる行動が，別の環境では悪として葬られる．また，真実であると信じられていることも，それがいつの日か誤りであったことがわかるかもしれない．

　すべては時の流れとともに変わっていくようだ．愛情はいつまでも同じ炎で燃え続けるのでなく，いつか火の衰えるときがある．思惟することも，ある時は烈しく，あるときは薄れ，テンポとリズムがある．

　ボードレールによると，「時間の流れがゆるやかであればある程，いっそう多くの思索を含んでいる．時間はますます深く，ますます意味ある荘厳さで，幸福の時を打つ」という．

　しかし，現代社会にこのようなゆるやかな時の流れが，なお残されているといえるだろうか．毎日のあわただしい生活が繰り返されているなかで，はっきりいえることは，1日のリズム，1年のリズム，そして生涯のリズムがあると

いうことである．川が，せき止めようもない奔流になったり，濁った水を淀ませたりするように，たとえ生活が狂おしい波乱に満ちていても，これらのリズムは生体の特性として残っている．

ある新聞社の人がいっていた．われわれは未来を予測する余裕などなく，ただ過去だけ，それも過去のうち最も現在に近い出来事をできるだけ早く知ることを仕事にしているにすぎない，と．

私たちの生活の実態をみると，時間は淀みなく流れ，現在は次の時点へと移っていくが，その次の時点に起こるものには，予測できるものと予測から遠くへだたったものとがある．私たちのこころもからだも，ただ予測されるものに適合するよう備えているだけである．

大部分の人は，時計の示す時間通りに生活するようしいられている．つまり，太陽と地球の回転との関係から生じる変化に応じた生活リズムをもっており，24時間を周期とする1日のリズムがある．

また，季節の移り変わりにともなう自然界からの刺激の強さと質の変動は，私たちの心身の活動をあるときは鼓舞し，あるときは休息を与える．この変動のなかで，人間の文化や，創造性に富む知的生活が育くまれてきたといえよう．

6.2 生物リズムの研究の始まり

博物学者としてビーグル号に乗り組んだチャールズ・ダーウィンは，当時まだ22歳の青年だった．5年におよぶ長い研究旅行の間に，彼は生物の習性を観察し，厖大な資料を蒐集した．山積した観察記録をもとにして，それを整理し，統合的な理論として自然選択による進化論を築き上げた．その不屈な精神力は誰しもが敬服するところであり，功績はあまりにも偉大であり，有名である．

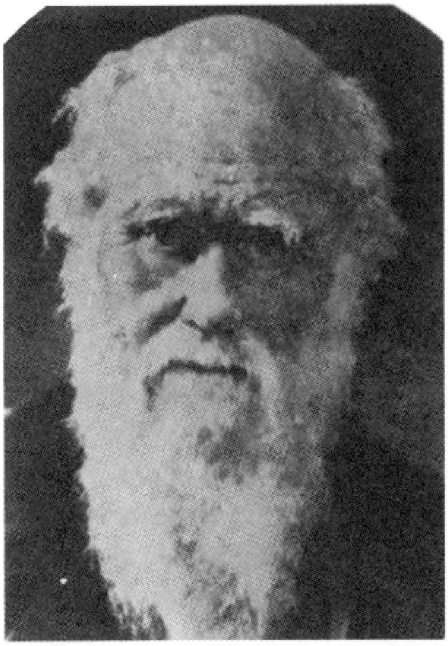

ダーウィンは晩年，動物と植物との亀裂を埋めようとして，植物の行動について研究を

図6.1 チャールズ・ダーウィン(1809-1882)

すすめ，1880年，71歳のときに，『植物における運動力』を上梓した．この本は600ページに及ぶ大著で，広汎な実験によって植物の成長にともなう形態の変化などの研究に途を拓いたものである．そのなかに，植物が夜になると葉の表面から余分な熱が放散するのを防ぐために，葉をすぼめて眠ることが記載されている．これは植物の日周リズムで，こうした研究からのちに植物ホルモンの理解が生まれるに至った．

ダーウィンは観察を好み，観察を重視し，観察から多くのものを引き出した．彼は「観察の前に推理することは必要で，観察の後で推理するのは有用であるが，観察中に推理するのは致命的な誤りである」と述べている．100年以上も古い話であっても，偉大な自然科学者の研究に対する心構えとして，参考になる言葉だと思う．しかし現代の生物学の研究では，実験によって予測通りの成績が得られるとは限らず，実験結果に応じて新しい推理を必要とすることが多いから，自然現象の素朴な観察とはおのずから事情がちがうことはいうまでもない．

6.3 松果体

前置きはこのくらいにして，本題にはいりたい．こころのリズム，からだのリズムに関係して，一つの重要な内分泌腺が脳のほぼ中央部，大脳と小脳との間にある．その腺の形が松の実に似ているので，松果体と名づけられている（図6.2）．

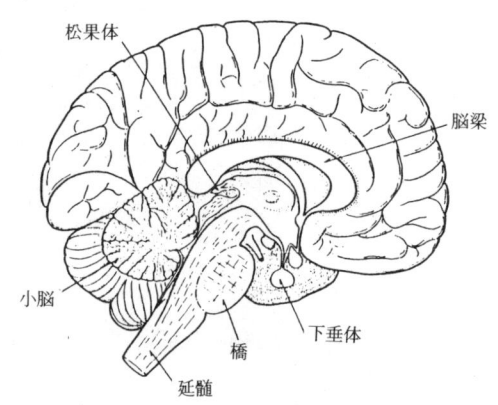

図6.2 ヒトの松果体の位置

6.3 松果体

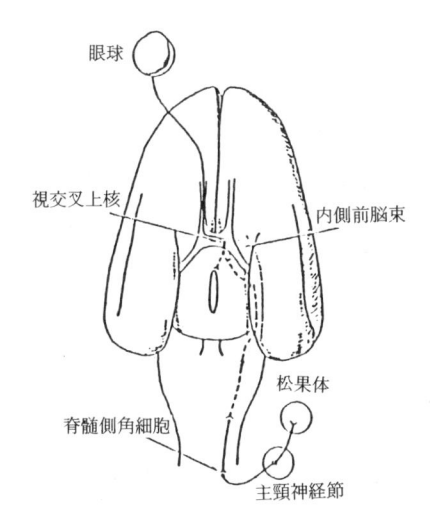

図 6.3 眼球から松果体への経路
松果体は脳内にあるが,図では便宜上,外に描いてある.

かつてデカルトは,この松果体こそ理性の座であると考えた.彼によると,目からはいった光の情報が松果体に伝えられ,そこで思惟され,それによってできた活性物質が神経の管を通して筋肉に送られ,行動として現れるという.

光が松果体に作用するとデカルトが考えたよりどころは,わからない.しかしそれからずっとあとになって,下等脊椎動物の松果体には長い柄があって,腺体そのものは頭の皮膚のすぐ下まで伸びていること,そしてこの組織には,目の中の網膜にあるのと同じような光を感知する細胞のあることがわかった.だから,これを第三の目ということもある.

松果体で外界の明暗を知ると,それに応じて皮膚の色が変わる.爬虫類や両生類の一部は,陽の当たるところで体色が明るくなり,暗いところで黒ずむ性質をもっている.環境の光の変化に応じて所在を紛らす変色動物である.これは皮膚にある色素細胞にホルモンがはたらくからである.

皮膚を明るい色に変える化学物質が松果体にあることは,1917年にマクコードとアレンによって発見されたが,その報告は長く無視されたままになっており,1957年になってアメリカのラーナーが,有効なホルモンとしてメラトニンをとり出した.それ以来,にわかに松果体が注目されるようになった.

カエルやトカゲの話はさておくとして,ヒトや高等動物ではどうなっている

のだろうか．松果体は脳の内部にあって，厚くて硬い頭蓋骨のなかにおさまっているから，外界の光がこの腺にとどくはずがない．しかも思春期を過ぎた成人では松果体に石灰がたまってくるので，系統発生からみて，古代動物にあった腺の遺物ではなかろうかと考える学者もいた．ところが近年，高等動物でも松果体ホルモンの分泌が環境の明暗によって大きく変わることがわかった．

それではどうしてそういうことが起こるのだろうか．それは，目の網膜にはいった光の情報が，視神経を通って視床下部にある視交叉上核という神経核にはいり，ここから出た神経線維が複雑な経路をたどって脊髄の上部に達し，ついで交感神経によってもう一度脳のなかに戻って，松果体にゆきつく仕組みになっている（図 6.3）．

なぜこんな回りくどい仕組みが必要なのかというと，脳内の交感神経系の活動がそのまま直接に松果体を刺激し興奮させないよう，いくつかの仕切りをつけて迂回した途をたどるようにしているのである．

6.4 暗闇の実験

高等動物でも，暗いところで松果体の活動がさかんになる．

私が北海道大学へ赴任したのは 1957 年だったが，その後間もなく，数人の教授と共同して，生体の日周リズムの研究にたずさわっていたことがある．私の教室では有村章博士（現チューレン大学教授）が ACTH の放出リズムについて研究し，その分泌に拍動性があって，突発的に起こることをはじめて明らかにした．

また私どもは，ドアと厚いカーテンで三重に障壁を作って，完全に暗闇にした室内で，両眼球をくりぬいた盲のネズミと，健全な目をもつネズミとを 2 か月にわたって飼育し，松果体と性腺，その他の内分泌腺に起こる変化を観察した．

暗くて何も見えない部屋のなかでの仕事であり，万事手さぐりでネズミを取り扱うのであるから実験者はずいぶん苦労したが，一言も愚痴をこぼさず 60 日間ずつの飼育実験をがんばった．現在の機械化した装置を使えば何でもないことだが，30 年近くも昔のことであり，仕方がなかった．

その実験結果をここにくわしく述べるつもりはないが，ただ一つ興味ある知見をあげておこう．
　暗い部屋に長く飼育していたネズミは成長が悪く，松果体と性腺に大きい変化が起こっていた．その変化は，眼球をとってしまった盲目ネズミよりも，正常に目をもっているネズミのほうが強かった．ことに性腺の退行が著しかった．この事実は，あとで述べるように，松果体ホルモンのメラトニンが強くはたらいて性腺の機能を抑えるからであり，眼球の有無でメラトニンの分泌にちがいがあるのではないかと考えられる．私たちはさらに想像をたくましくして，正常の網膜から何か特別なホルモンが出て，それが視神経によって脳ことに視交叉上核に送られるため，こうしたちがいが起こるのではないかと話し合った．これに関連して，内科学の権威であった故勝沼精蔵教授がしばしば「目は脳の一部であり，こころの出窓である」といっておられたのを想い起こす．
　残念ながらこの研究は，実験者のやむをえない事情で続けることができなくなってしまい，非常に悔やまれる．松果体の研究が欧米でさかんにおこなわれるようになったのは，その後のことである．また，いわゆる脳のホルモンが多数，網膜にあることが明らかになったのは，ごく最近のことであり，網膜にあるホルモンが生理的にどんな役割を果たしているかは，まだわかっていない．
　科学の研究では，一つの問題を解明するために不撓不屈の精神で徹底的に努力する必要があることを，ここで付け加えておきたい．先に19世紀における最大の博物学者として知られるダーウィン先生にご登場願ったのは，彼が執拗に研究にとりくみ，あらゆる努力をつくして一つひとつの問題を解き明かし，最後に全体としての姿をまとめあげた，このような研究の在り方を，わが国のすべての研究者がよく見習い，また反省すべきであると感じるからである．とかく日本の研究者の通性として，粘りがなく，上滑りになる傾向があるのは遺憾である．

6.5　メラトニンの産生と作用

　脊椎に沿って両側に一列に並んだ神経細胞の集団がある．これを交感神経節といい，そのうちいちばん上にあるのが上頸交感神経節である．この神経節を

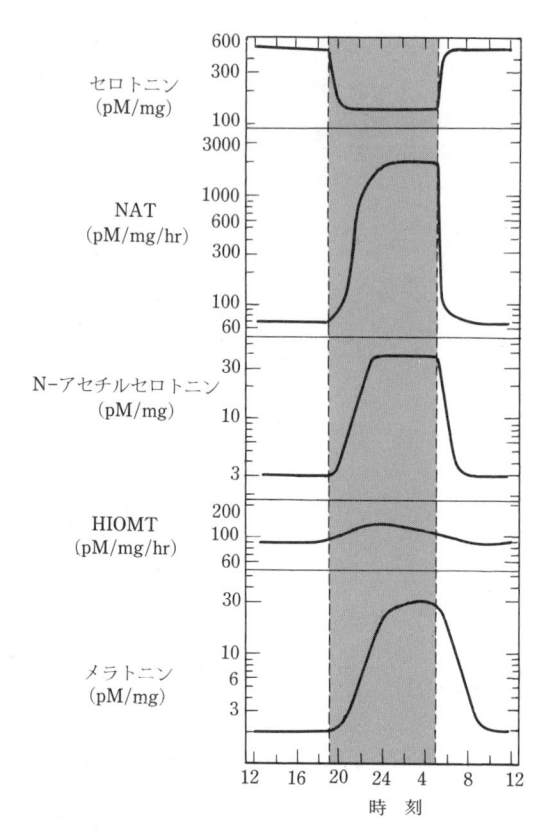

図 6.4 ネズミの松果体におけるインドール代謝のリズム

出た神経線維の一部は，先に述べたように脳に逆戻りして，松果体にはいり，ノルアドレナリンを分泌し，これが引き金になって松果体ホルモンのメラトニンができる．

ノルアドレナリンの代謝についてくわしく研究したアクセルロッド（1970年ノーベル賞を受賞）は，松果体でセロトニンという生物活性物質が変化してメラトニンになる一連の過程を明らかにし，大きい功績をあげた．

松果体にはセロトニンがたくさん含まれており，それが夜になって暗くなるとたちまち減少することが，アメリカのクウェイによって見出された．この現象は，N-アセチル転移酵素（NAT）の活性が30倍も50倍も高まるからで，この変化を促すのがノルアドレナリンである．図6.4にみるように，NATの作用でN-アセチルセロトニンがふえ，さらにヒドロキシインドール-O-メチル転移

酵素（HIOMT）がはたらいて，メラトニンができる．メラトニン産生の直接の材料である N-アセチルセロトニンが非常に多くなっているから，暗くなると当然メラトニンの分泌がふえる．

子どもの松果体に腫瘍ができて分泌細胞がすっかり壊されてしまうと，年に似合わず性腺が発達して，局所が成人のようにまでなることが以前から知られており，このことから松果体は性腺の発達を抑えるホルモンを分泌すると考えられていた．一方，脳腫瘍のできた場所によっては，逆に松果体の活動が刺激され，性腺がほとんど発達しないことがある．

動物実験で，メラトニンの生理作用を調べると性腺の活動を抑えることが明らかに示された．逆に，手術で松果体を取り除いた動物では，性腺の働きがさかんになる．このような変化は，メラトニンが視床下部にはたらいて，ゴナドトロピン（性腺刺激ホルモン）の分泌を支配する特殊なホルモン（LHRH）を介して，下垂体からのゴナドトロピンの放出に影響し，このため性腺の活動を変えるという複雑な仕組みによって起こる．

暗くなるとメラトニンの分泌がふえることは先に述べたとおりである．極地の動物は冬の数か月間，太陽の光をまったく受けないから，メラトニンの分泌がふえ，性活動をいとなまない．そしてこれらの動物では松果体が非常に大きい．からだの大きさがイヌと同じくらいのアザラシの松果体は，イヌのそれより数倍大きい．これによって冬の生活に適応し，その間生殖活動をしないのである．

北極圏に住む人もこれに似ていて，極寒の冬には性活動から遠ざかっている．夏至の頃になると，太陽は一日中没することがないので，いつも明るく，性的にはきわめて活動的になる．

私がフィンランドの北部へ行ったときも，アイスランドのレイキャビクへ行ったときも夏至の前後で，土地の人は夜を徹して飲んで騒ぎ，ダンスに興じていた．夜といっても明るいのである．翌年の3月下旬になると，あちこちで子どもが生まれ，しかも双子がかなり多い．双子や三つ子が生まれるのはゴナドトロピンの分泌がさかんなためであり，元をただせばメラトニンの分泌がなくなっているからである．

6.6 こころの安らぎ

眠りには二つの型がある．一つは脳波（脳から出る電流のリズム）のサイクルがだんだん減っていくもので，これを徐波睡眠という．

ところが，徐波睡眠はそのまま長く続いているのでなく，60分から90分くらいたつと急に，脳波が目を覚ましている時と同じようになり，このとき眼球がぐるぐる動くので「速い眼の動き（rapid eye movement）」という言葉を略称してレム（REM）睡眠という．この状態になると，いろいろ夢をみる．

こうした二つの型の睡眠が一晩に数回くり返され，朝の目覚めになる．徐波睡眠は脳の睡眠だが，レム睡眠はからだの睡眠で，脳はある程度起きているので夢をみる．

徐波睡眠には，脳にあるセロトニンが関係するといわれている．セロトニンはアミノ酸のトリプトファンからできたアミンで，脳では中脳の縫線核という部位の神経細胞でできて，この神経核から出る神経線維によって広く脳全体にゆきわたっている．事実，動物実験で脳のセロトニンを少なくすると，深い眠りすなわち徐波睡眠が減り，逆に，セロトニンの量をふやす操作をすると，よく眠るようになる．だから，セロトニンの存在は深い眠りを起こすのに必要な条件の一つであることがわかる．

松果体にはセロトニンが多く含まれており．暗くなるとその量が減って，メラトニンがにわかに，しかも大量に分泌される．このことと睡眠との間にどんな関係があるのだろうか．実は，メラトニンにはこころを安らかにする働きがあって，このホルモンは，脳が自らつくる精神安定剤として役立っている．

なおここに一言つけ加えておきたいことは，近年，睡眠をひき起こす脳のホルモンとして10種類近くの化学物質が報告されていることである．そのうち，どれが本当に生理作用をもつのか，あるいは実験方法の手違いによってとり出されたまがいものなのか，この点についてくわしい検討が望まれている．

ここで問題になるのは，現在の都市生活である．夜になると街の電灯が煌々と輝くし，家庭ではテレビが刺激的な番組を放映している．受験生は夜が更けても寸刻を惜しんで机に向う．こうしたことはすべて松果体の活動を抑える原因になり，メラトニンの分泌欠乏によって性腺刺激ホルモンの放出を増すとと

もに，精神的な安定感をなくしてしまう．これは，最近の子どもたちが性的早熟やさまざまな混乱を起こすことに関係がないとはいえない．近頃の女の子の初潮は以前にくらべて数年早くなっているし，小学生で鼻ひげが生え始めているのをみると，これがいわゆる新人類の誕生かとも考えたくなるが，これは現代社会が自ら生み出した異常現象であろう．

6.7 視交叉上核

明暗によってこころとからだのリズムに変化をひき起こす最初の引き金になるのは，松果体そのものでなく，視交叉上核であると考えられるようになり，この神経核について活発な研究が進められている．

視交叉上核は，左右の眼球から出た視神経が脳底で交叉する部位のすぐ上にあって，視神経の線維の一部がそのなかにはいりこんでいるので，目にはいった光の情報は，この神経核の細胞の働きに影響する．そしてここから出た神経線維が，先に図6.3に示した複雑で長い経路を通って，松果体に到達する．つまり，リズムを引き起こす「発振体」として，この神経核が重要な役割をいとなんでいるのである．

この神経核のきわ立った特徴として，各種のホルモンを分泌する神経細胞がまじりあっていることがある．バゾプレシン，ソマトスタチン，サブスタンスP，血管作用性小腸ペプチド（VIP），神経ペプチドY（NPY）などなど．そしてそれぞれの神経細胞から出た線維はたがいに連絡しているから，この神経核の活動によってこころとからだの働き全般に影響する日周リズムが発生する仕組みは，あまりにも複雑で，現在のところさっぱりわかっていない．ただ，先に図3.4で示したように，この神経核から出るバゾプレシンを含む神経線維が脳内に広く分布していて脊髄にまで及んでいること，加えてバゾプレシンに交感神経系の活動を高める働きがあることからみて，松果体に最も大きい影響を及ぼすのはバゾプレシンかもしれない．

脳のホルモンを研究する場合，一つひとつのホルモンについて生物効果をどれだけくわしく調べても，それだけでは充分でなく，多数の他のホルモンとの関連を知って，統合的な見地から生理的な意義を知るように努めなければなら

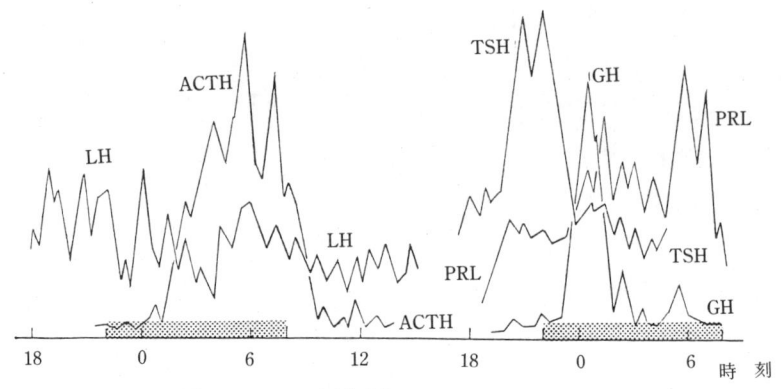

図6.5 ヒトの下垂体前葉ホルモン分泌の日周リズム
ACTH：副腎皮質刺激ホルモン，GH：成長ホルモン，LH：黄体形成ホルモン，PRL：プロラクチン，TSH：甲状腺刺激ホルモン．

ない．現在，私たちが知っている脳のホルモンは数十種類に及ぶし，今後さらにその数倍の新しいホルモンが脳内に発見されるのではないかと予測されているから，この問題を解決するのは容易でない．

各種のホルモンの動的な変化に加えて，作用面での調和を知ることこそ，究極的な課題であろう．

6.8 下垂体ホルモン分泌のリズム

昼夜のリズムは松果体の分泌活動にみられるだけでなく，下垂体ホルモンの分泌にも明らかなリズムがある．

下垂体からのホルモンの分泌はすべて拍動性に起こるから，時間経過を追って連続的に観察しなければならない．そのためには，末梢の血管内にカニューレをさし込んで,通常30分ごとに少量の血液をとってホルモンの濃度を測定する方法によっている．その結果は，おおむね図6.5に示すように，それぞれのホルモンによって特徴のある分泌パターンがある．

最もくわしく研究されているのはACTHで，その分泌が夜明けごろ急に大きく増加し，午前中だんだん下がって午後は少なくなり，夜中に最低になることは先に述べた．これとはちがって，TSH（甲状腺刺激ホルモン）の値は，夕方就寝前に著しく高く，眠りにはいるとともに分泌が少なくなる．逆に，眠っ

6.8 下垂体ホルモン分泌のリズム

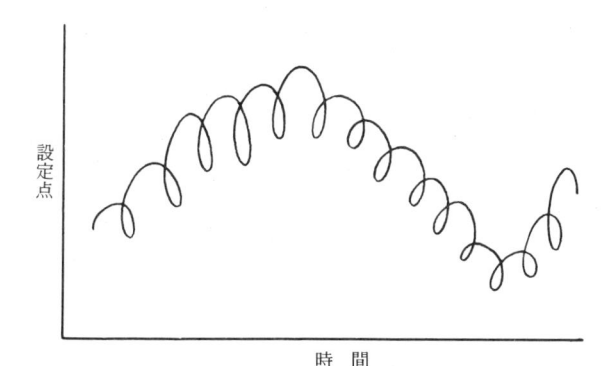

図 6.6 日周リズムの模式図

ている間に分泌がふえるのは成長ホルモンとプロラクチンであるが，両者の間に若干ちがいがあって，成長ホルモンは就眠して間もなく深い眠りにはいったとき著しくふえ，その後間欠的に上昇する．一方，プロラクチンの値が最も大きく上昇するのは早朝で，まだ眠っている間である．

性腺刺激ホルモン，ことに黄体形成ホルモン（LH）の分泌も通常夜間に多くなるが，これはとくに思春期に目立っており，成人ではその波動が小さくなる．

下垂体ホルモンの分泌はすべて視床下部の向下垂体ホルモン（下垂体にはたらいて分泌活動を促したり，抑制したりするホルモン）の支配下にあるから，ここに述べた複雑な下垂体ホルモン分泌の日周リズムは，視床下部の向下垂体ホルモンの産生と放出にリズム性変動のあることを示唆している．

近年，これら向下垂体ホルモンの分泌に対する脳内の各種ホルモンやアミンの影響について活発な研究が進められている．こうした脳の仕組みによってリズムが調節されることはあらためていうまでもない．

要は，1日の時刻に応じて，からだの活動レベルを調整する設定点が変わるのである．設定点の変動を模式的に描くと図6.6のようであって，その振幅は生活の条件によって変わるし，当然，季節によるちがいもある．

7. 脳のホルモンと免疫反応

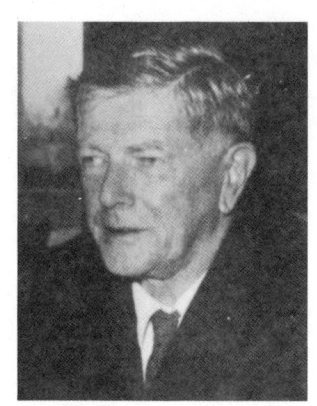

現代免疫学を築いたオーストラリアのマックファーレン

　からだのなかにはいった異質のものを察知し，そのものの有害な作用をなくしてしまう物質をつくって，からだを守るのが免疫反応であって，私どもにとって不可欠な生化学的反応の一つである．

　とくに，微生物に感染したときのからだの抵抗は，侵入物と化学的に結合して，そのものの作用をなくしてしまう抗体という特異な化学拮抗物質をつくり出すことによるもので，この場合，侵入した異質物質を抗原と呼び，この抗原に対抗して体内でできるのが抗体である．

　免疫系にはときに無分別なところがあって，異質のものだけでなく，実際にからだのなかにあるものにまで抗体をつくることがある．免疫を担当する細胞には本来，自己のものか，あるいは「非自己」のものかを判別する能力がある．どんな仕組みで自己と非自己とを区別するのかは明らかでないが，誤って自己のものに対してまで抗体をつくってしまうことがある．このために自己免疫疾患になる．逆に，異質のものに対して抗体をつくることができないとき，これが免疫不全症で，近年大きい問題になっているエイズがその代表的な例である．

　私が定年で大学を退職したとき，わずらわしい雑務から解放されて，研究へ

の新しい一歩をあらためて踏み出したいと思った．ところが，以前から約束してあった地位，待遇と研究条件に恵れなかったので，およそ3年間はただ新しい文献を読むにとどまった．そして『内分泌学』，『神経内分泌学』，『ホルモンと行動』，その他いくつかの単行本を書いた．

　そのとき，これは面白かろうと思った問題の一つに，神経系と免疫系とのかかわりあいがあった．ヒトのからだは研究の便宜上，神経系，循環系，運動系，その他いろいろに区分して，それぞれの働きを調べているが，からだそのものは各器官が独自にはたらくのでなく，すべての器官が全体としての調和がとれた活動をいとなんでおり，そのための統合的な役割をもつのが脳とホルモンである．このことからみると，免疫という複雑な仕組みにも脳がかかわっているかもしれないと，私はそれとなく感じた．

7.1　免疫内分泌シンポジウム

　この問題に自分で実験にとり組めばよいのだが，私はその研究ができる立場になかったから，神経内分泌学者と免疫学者に声をかけて「免疫内分泌シンポジウム」を開くことにした．1976年のことである．そのとき免疫内分泌などという言葉を耳にしたことはないと批判する人もいたが，最初の成果を『免疫とホルモン』という単行本にまとめて刊行した．

　当時，私はシンポジウムの趣旨として，おおよそ次のようなことを念頭に入れていた．それは，末梢の内分泌腺から分泌されるホルモンだけでなく，いくつかの下垂体前葉ホルモンが免疫系の中心器官としての胸腺にはたらいて，その発達や活動に影響しており，しかも下垂体ホルモンの分泌は脳の支配を受けているのであるから，たとえ間接であっても，脳は胸腺，そして免疫系に作用しているのではなかろうか．加えて，胸腺そのものがホルモンを分泌していると考えられるから，そのホルモンの本体を明らかにするとともに，そのものが視床下部や下垂体に何らかの影響を及ぼしているかどうかを知ることも興味があるだろう，というのであった．

　このような私の期待は，すっかりはずれてしまった．まず当面の実験について手がかりを求めようとする人がほとんどいなかったし，ことに欧米でこのよ

うな研究がまだおこなわれていなかったのも誤算の大きな理由だった．実際に外国でこの問題について活発に研究されるようになったのは1983年以降である．それゆえ，シンポジウムの参加者に熱意を呼ぶことができず，5年ほどで中止しなければならなくなってしまった．免疫学者は免疫の仕組みを話すにとどまり，内分泌学の研究者はほとんどすべて臨床医学にたずさわる人だったから，自己免疫による内分泌腺の病気についての報告が多く，話がかみあわなくなってしまい，協力して新しい分野を拓くに至らなかった．

もちろんそのころ，脳のホルモンについてはほんのわずかしかわかっていなかったから，やむをえないことだったともいえよう．

7.2 脳のホルモンの役割

近年，脳のホルモンそのものの研究が飛躍的に進歩したが，重点は化学構造を明らかにすることであって，純粋な物質が合成されると，免疫学の抗原抗体反応を応用して，体内，ことに脳内での分布や濃度が研究された．しかし，生物作用についてはまだわからないことばかりである．とくに脳のホルモンが免疫系に対してどんな影響をもっているかという問題は，これから先の研究課題として残されている．今後の発展が大いに期待されるだろう．

この分野での現在の知識はきわめて断片的である．しかし一つには，胸腺にいままで知られていなかった内分泌細胞のあることが組織学の研究で確められたし，また胸腺そのものが視床下部の細胞と同じように，バゾプレシンやオキシトシンなど既知の脳ホルモンを分泌することがわかった．この知見にどんな生理的意義があるのかまだ誰も知らないが，免疫系と視床下部との間に何かのかかわりあいがあることを示唆している．

事実，視床下部の前方の部位を破壊すると，ある種の抗原に対する抗体ができなくなってしまうし，あるいはこのような破壊で実験的自己免疫疾患になることがわかった．さらに，免疫抗体を視床下部に注射すると，免疫反応が悪くなるだけでなく，視床下部が調節する摂食や飲水などの行動にも変化が現れるという．また，胸腺から分泌されるホルモンによって，神経内分泌系と免疫系とを連絡する免疫調節回路があるという考えも提唱されているから，この分野

の研究は今後大きく発展するにちがいない.

ところで脳のホルモンに話を戻すと,胸腺に由来する免疫細胞で一般にTリンパ球と呼ばれている細胞には,脳ホルモンの一つサブスタンスPに対する受け皿(受容体)があって,このホルモンがTリンパ球にくっついてリンパ球のDNA(デオキシリボ核酸)の合成と免疫グロブリンの産生を促す.TRH(甲状腺刺激ホルモン放出ホルモン)もTリンパ球のDNA合成を促進するし,ソマトスタチン(成長ホルモン放出抑制ホルモン)にも同じような作用がある.しかしソマトスタチンを少量に与えると,脾臓の細胞の増殖が抑えられ,大量では脾臓に対して刺激効果があるという報告もあるから,その作用は複雑で,決定的なことはわかっていない.

脳でできるオピエートの一種として,エンケファリンがある.このペプチド・ホルモンは少量で免疫反応を刺激し,大量を与えると免疫の働きが抑制される.そして血液中の白血球,ことにリンパ球が減少する.このオピエートの効果はナロクソンという拮抗剤で消失し,この薬物そのものでもリンパ球がふえる.別のオピエート,エンドルヒンのリンパ球の働きに対する影響も複雑で,Tリンパ球がふえたという学者と,逆に血液中のTリンパ球が減少するというものがあって,一致した見解が得られていない.いずれにしても,オピエートが何らかのかたちで免疫機能にかかわっているというのが一般の考えである.

こうしたいくつかの例からみてわかるように,脳ホルモンの免疫細胞に対する影響はそれぞれのホルモンによってちがうから,専門外の読者にとってくわしい話はただ興味をそいでしまうだけだろう.ことにまだ,まとまった知識が得られていない現状であるから.

でも,この問題がこれから先,大きくとり上げられるようになると考えてよい.

7.3 免疫系と大脳皮質

以前には,免疫系は独立した機能系で,自己調節能をもっているかのように考えられていたが,実際には脳からの影響を受けていることがわかった.臨床で観察された報告をみると,精神分裂病,うつ病,あるいは老年性痴呆のよう

な各種の精神疾患でリンパ球の活性が低下しているし，急性の脳血管障害や脳腫瘍の患者では免疫能が著しく悪い．しかし脳腫瘍の場合には腫瘍そのものが免疫抑制作用を現わすことがあるから，簡単に説明することができない．

　動物実験では，視床下部のいろいろな部位を刺激したり破壊することによって，各種の免疫反応に変化の起こることが認められている．

　さらに注目しなければならないことは，免疫反応に対する脳の影響が左右の大脳半球によってちがうことである．左利きの人は，いろいろな自己免疫疾患にかかりやすいという報告がある．マウスで大脳皮質を取り除いて免疫系に及ぼす影響をみると，左側の皮質に損傷を与えたときTリンパ球を介する反応が低下するが，骨髄性のBリンパ球の反応には影響がみられないという．この問題についてさらにいくつかの研究が発表されているが，要するところ，一側の大脳皮質に広い範囲にわたって大きい損傷を与えたとき，ことに左側の前頭葉と頭頂葉の損傷ではTリンパ球の働きが低下し，それにともなって免疫反応の減弱が認められる．ところが逆に，右側の大脳皮質の損傷ではTリンパ球の活動が強くなる．だから，脳が免疫系に対してただ影響するというだけでなく，その影響は左右の大脳半球によって逆になっているらしい．

　左右の大脳半球は，神経生理学の立場ばかりでなく神経化学の面からみても同じでないが，たがいに連絡している．それでは免疫反応に対する大脳皮質の調節はどんなかたちでおこなわれるのだろうかという疑問が生まれる．そして大脳皮質のもっと小さい限られた部分の一側あるいは両側に損傷を加えるとどうなるか，というのも一つの問題である．その実験についてくわしい話はいたずらに混乱を招くおそれがあるから，ここには大要を述べるにとどめたい．

　まず，前頭葉には触れないで，頭頂葉と後頭葉の新皮質に，一側あるいは両側に損傷をつくって調べた結果，右側の頭頂葉と後頭葉に損傷をつくったときリンパ球が減り，抗体の産生が少なくなった．しかし両側の損傷ではリンパ球がふえても抗体の産生が低下した．なお，左側の頭頂葉の損傷ではリンパ球の増殖に変化がなかった．一方，前頭葉の背部を電気で破壊したときには，これという変化がみられなかった．

　こうした実験結果は，さっぱり要を得ないものであって，今後もっとくわし

い研究の成果をみないとはっきりしたことはいえないが,大脳皮質の免疫系に及ぼす影響は部位によってちがっており,左右の皮質の連絡も免疫系の変化にいくらか関係しているらしいことがうかがわれる.さらに,リンパ球の種類を細かく分類して,その変化をみた場合,それぞれちがった皮質領域によって調節をうけているらしいことがわかった.大脳皮質が脳の深層に,そしてさらに免疫器官に影響する過程には複雑な仕組みがあって,それには脳のホルモンも関係していると考えられるが,これらの研究はすべて今後に残された課題である.

7.4 左右の大脳半球

話は変わるが,左右の脳半球の働きがちがうことについて,簡単に触れておきたい.

正常に本を読んだり文章を書くことができるし,他人の話を理解するにもかかわらず,自分で話をすることのできない患者がいる.これは話をするための運動を支配する左半球の前頭葉の後部で,ブローカ領野(図7.1)という部位に障害があるために起こる症状であって,通常,ブローカ失語症といっている.

失語症にはいま一つ別のかたちのものがあって,その患者は,話を文法どお

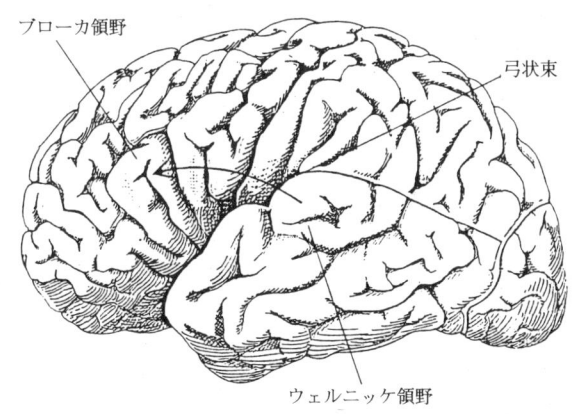

図7.1 失語症を起こすブローカ領野とウェルニッケ領野
両方とも左脳にあって,弓状束という神経の束で結合している(しかし弓状束は脳の外部からは見えない).

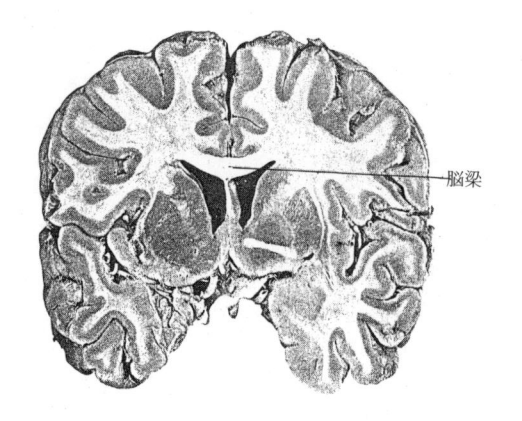

図 7.2 脳　梁
左右の大脳半球を連絡する主要な経路．

りしゃべるが，その内容がさっぱり意味をもっていない．前後のつながりがなく，ちゃらんぽらんになってしまう．これは左の側頭葉の上部にあるウェルニッケ領野（図 7.1）という部位の障害によって現れる症状で，ウェルニッケ失語症と名づけられている．

このように，言語の中枢が左半球にあって，大脳半球の働きは左右同じでないことは古くからわかっていたが，この問題をさらに深く系統的に研究したのはアメリカの R.W. スペリーで，彼はその業績で 1981 年にノーベル生理医学賞を受けた．

要は，解剖学からみても機能に関しても，大脳の左右はちがっており，ヒトでは一般に左半球が論理・思考に重要で，また言語や手足の運動などを調節する点で右半球よりはるかに優位にあるし，一方，右半球は情緒の発現に重要で直観やイメージをつかむ役割を担っている．前述の発語の障害だけでなく，精神障害でも左右の両半球はちがっており，たとえば左半球に障害があると，右半球の場合よりはるかにうつ病になりやすい．

これに加えて，ヒトの脳だけでなく，ネズミの脳でも神経伝達物質や脳ホルモンの分布が，左右同じでない．このことは当然，左右の半球の活動にちがいがあることにも関係している．側頭葉から出るコリン作動性機構（神経伝達物質のうち，最も代表的なものの一つとして知られるアセチルコリンによって活動する脳内の仕組み）が対称的でないことは，両半球で記憶および認知能に形態学的ならびに機能的な差があることと関係しているらしい．

7.4 左右の大脳半球

　パーキンソン病という不随意性（意志とは関係なしに起こる）運動障害の症状が一側に偏って起こる場合，やはり大脳半球のどちらかに神経化学的および神経精神性の欠陥があるためである．また，特殊な薬物をヒトに与えたとき，一側の半球に強くはたらくことがある．どうして薬物の効果が左右の半球でちがうかを明らかにすることは容易でない．近頃，「右の脳で考えよう」とか「右の脳で音楽を鑑賞せよ」などという言葉を見かけるが，私たちは思うように右と左の脳を使いわけることができないから，このようなキャッチフレーズに迷わされるのはおかしい．

　なお，脳の毛細血管を開いたり縮めたりする神経の働きに左右差があり，血管の動きを変える脳ホルモンがいくつかあることもわかっている．大脳皮質では，血管作用性小腸ペプチド (VIP) とノルアドレナリンが毛細血管をひろげ，神経ペプチド Y (NPY) がこれを強く収縮する．いずれにしても，両半球は機能の面で分化しているが，左右相互に連絡があって（図7.2），それぞれの活動を調節している．この調節にあずかるのは神経の電気現象だけでなく，神経細胞から分泌されるホルモンも大切であるから，脳の研究はいっそうむつかしくなってきた．

　要するに，脳は免疫系に対しても影響しており，それには大脳皮質も関係している．おそらく大脳皮質は視床下部を介して作用を発現するのであろうが，それにはいわゆる神経支配にあわせてホルモンによる調節を考える必要がある．このことは今後の免疫学の研究において大きい課題としてとり上げられるだろう．

　ことに重要なこととして，免疫細胞がそれ自身で脳のホルモンと同じペプチドを分泌するし，免疫細胞の表面には脳のホルモンと結合する受容体があること，免疫細胞で分泌させた特殊な物質，たとえばインターロイキンが脳に作用すること，加えて，免疫系の中心器官である胸腺がホルモンと分泌し，これが脳に働くこともわかってきた．最も簡単な例を一つあげておこう．それは風邪をひいて，発熱，食欲の減退，筋肉の倦怠感など誰でも経験する症状は免疫細胞の分泌物質が脳に働いて起こすのである．

8. 気質と性格

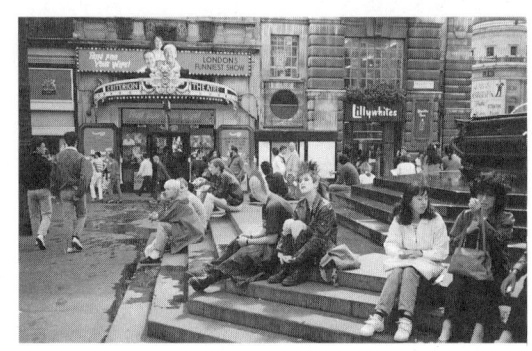

ロンドンのピカデリー・サーカスで

8.1 個 性

　以前に麻疹（はしか）にかかったことがあるとか，種痘をうけたなどという過去の体験から，免疫系が異物質を想い起こして抗体をつくるのであるから，神経細胞の記憶に似た何ものかがあるのかもしれない．このような観点で記憶の仕組みを考えることも興味があるだろうが，話があまりにもジャンプしてしまうから，ここでは述べないことにしたい．

　ただ一つ付け加えておくと，私たちのからだには，それぞれに個性がある．たとえば臓器移植の適否は，臓器を提供する人と受ける人との間で，先天性の特性がどれだけ一致しているかによって決まるのである．これは提供者の死を何によって判定するかという脳死の問題に先立つ重要なことである．

　個体によるちがいが大きいことは，動物実験をするとき，しばしば当面する難問である．同じ種の同じ系統の動物を，まったく同じ条件で飼育しておいても，何かの刺激に対して強い反応を示すものと，いっこうに反応しないものとがある．このちがいは精神的な作業，たとえば記憶だとか弁別能を調べるとき，とくに著しい．これは大脳皮質が発生学的にいちばん新しく，それゆえに独自

の組織として固定しておらず，脆弱性，流動性があるためであろう．いちおう純粋な系統の動物だといわれていても，実験のやり方次第では成績が大きくちがってくる．個々の動物を比較すると，ちょうど大学の入学試験のようなもので，ほとんど満点に近いものもおれば，ゼロともいえるものまでまちまちである．

現代の教育は個人によるちがいを無視して，画一化した知識を普及するようにしているかのようで，科学の教育ではとくにそうである．科学には美しさも潤いもなく，感傷は許されない．真理には個性がないと考え，個人のもつ情緒は真理にかかわりないものとされている．知能にもちろん個体差があるが，ヒトをヒトらしくするのは知識より情緒である．

ある中学生の話．算数にはあまり興味がない．というのは，どれだけ一生懸命に計算しても答はコンピュータと同じだから，コンピュータの使い方さえ知っていればよいという．実際にコンピュータを使う中学生がふえてきている．この話は，コンピュータが数学を基礎としてできたものだということを14，15歳の子どもがよく知らないからだとしても，次の時代におのおのの人がいかにして個性に生きることを求めるようになるか，という問題を提供している．

芸術の変幻性に富む世界に活きようとする若い人たちが，これから先ふえるかもしれない．絵画で，ゴッホ，マチス，ピカソ，その他の画家の不朽の名作をみるにつけ，個性のはかりしれない深さに驚嘆する．これに比べると，科学はただかりそめの現実を模索しているにすぎないといえるだろう．科学の夢がたとえいくらかなりと実現したといっても，それはほんのわずかな進歩にすぎないのである．その知見は，あくる日に，あるいは現在すでに抹消される運命にあり，後世にいたるまで評価される科学発見はきわめて少ない．

ここにおいて，個性を科学することの重要性が指摘されるだろう．自己が自己としての特異性をもつ自己を見出すとき，個性の価値が発現するのである．

8.2 個性の特質

およそ60年あまり前,当時の卓越した心理学者ウィリアム・マクドーガルは，個性を決める特性として次の五つをあげた．すなわち，

(1) 理解力，知識，記憶，表現力を含めた知性．
(2) 先天性の意欲，あるいは感情のあり方としての漠然と定義される性癖．
(3) あらゆる意欲的な行動，あるいは衝動的な活動の姿が全般に他の人とはちがっており，執拗であったりせっかちであったり，あるいは強く反応する特異性．成功や失敗によって高度に感情的になり，あるいはその逆の場合にみられる気質．
(4) からだの代謝，ことにホルモンの分泌によって直接あるいは間接に影響される気性．
(5) 感傷をはじめ，いろいろな複雑な情緒が組み合わされ，それによって全面的に特徴づけられる性格．

この考えについて，これらの要因がどんな割合で個性として現れるのか，ことに内向性と外向性のちがいによってどう変わるのかなどと，さかんに論議されたが，この考えを実証する実験的研究はほとんど何もされなかった．

マクドーガルは，気質の個性的要因は内向性か外向性かで影響されるものであって，これには血液中の化学物質の量が関係すると考えた．血液に未知物質 X が大量にあると外向性になり，一方，X 物質がないか，あるいはその産生が少ないと内向性になる．大脳皮質は下位にある脳構造に対して抑制作用をもっており，その抑制が顕著なときヒトは内向性であり，この場合 X 物質は大脳皮質の抑制作用も弱める．つまり，負のフィードバックがあると考えたのである．アルコールは X 物質に対して同様にはたらいて，ヒトの行動を外向性にするという．

通常，アメリカ人はイギリス人よりはるかに外向性である．そのちがいの一部はアメリカの広大は周囲の環境によるであろうが，主な原因は代謝に対する気候の影響であるという．多様に変化する気候がからだの組織を刺激して，外向性物質 X をつくって，速やかに血液中に分泌するというのである．この考えからみると日本の風土は季節によって大きく変わるから，日本人はもっと外向性であってしかるべきであるが，実はそうでないから，このような推論は当たらない．マクドーガルのいう X 物質がからだのどこでできるのか，その化学的な本体はどんなものなのか，何もわかっていない．それゆえ，X 物質が個性に大

きく影響するという考えは，とうてい信じられない．

前頭葉を除去したり，前頭葉から出て脳の他の部位へ連絡する神経線維を切り離すと，ただちに個性に大きい変化が現れる．この事実は，前頭葉に特殊なホルモンのような物質があることを暗示するかのようであるが，それが確認されないかぎり，前述の X 物質説をうけ入れることができない．これは単なる机上の空論以外の何ものでもない．科学の研究で仮説は必要であるが，それが実証されなければ何の意義もない．

8.3 気質の生物学的な基盤

最近のおよそ10年間に，驚くほど多数のホルモンが脳の神経細胞でつくられていることがわかり，大脳皮質でも何種類かのホルモンができることが明らかになった．とくに前頭葉の皮質で大量に産生されるホルモンとしてコレチストキニン (CCK) がある．微量の CCK を皮下に注射するだけで，鎮静作用があって安らぎの感じ，あるいはさわやかな感じを起こし，記憶をよくすることがわかった．CCK と化学構造がよく似たペプチドのセルレインは記憶増強効果がいっそう強いことを，私たちが初めて認めた．記憶をよくする脳ホルモンとしては CCK 以外にもあるし，記憶を悪くするものも脳にあるが，これについては後章で述べることにしたい．

情動には，CCK 以外の脳ホルモンやモノアミンが関係しており，その産生と刺激によって分泌されるパターンは，それぞれの人によってずいぶんちがっている．こうしたことをあわせて個性を考える必要がある．要は，精神面からみた個性の研究に脳のホルモンを見逃すことができないということである．

現在，ほぼ一般に考えられているところでは，個体の気質，知性，情動の安定性などのすべてが個性にかかわっているということである．しかし，この方面の研究はまだ始まったばかりで，個性の定義は学者によってちがい，まちまちである．学者は，いわば最も個性的な存在なのである．

気質そのものがきわめて複雑な特性であって，それはムード状態の質，そのムードが時々刻々にどの程度に変わるかということ，さらに個体が種々の刺激にどんなかたちで反応するかなど，いろいろな問題をとり上げて考えなければ

ならない．気質には，知性や情動に対する生物学的な反応もかかわっている．

個性の基礎となるものとして，行動の目的，意識にのぼらないで無意識での決行，報酬，学習，先天性の素質，幼若期の経験，特殊な心理的環境，イメージに対する自己の考えなど，多様な要因があげられるだろう．そしてこれらの要因のうち，どれがどれだけ大きく作用するかは，行動の社会的，文化的意義，行動の目的とする焦点，あるいは生まれつき生物学的にもっている性質などでちがってくる．

さらに，気質の生物学的な基盤として別の観点から考えられることは，脳の情動系の働きが人によってちがっており，それによって情動のパターンが決まり，行動がそれを反映することである．しかし，情動系の性質については，くわしいことがわかっていない．これを次の三つに分けて説明しようとする学者もいる．すなわち，

(1) ある報酬刺激に反応し，さらにその刺激を求める行動を起こす接近系．

(2) 何かの利点が期待される場合であるにもかかわらず，報酬がなく，むしろ懲罰または嫌悪刺激があり，あるいは報酬のないことに反応する闘争系．

(3) 行動抑制系で，不快な結果の現れることがわかっている刺激に対して行動を抑制する系．

これら三つの系の間には，当然相互作用がある．その行動を全体としてみると，ただ解剖学の立場で非常に複雑であるというだけでなく，いろいろなホルモンの活動のバランスが多様に変化することも，大きく関係している．これについては後章で述べることにしたい．

動物とヒトとを比べると，知性や情動反応に先天性のちがいがあるし，神経系のホルモンに対する感受性と反応もちがっている．子どもでは，運動能，興奮性，脳の表現力がそれぞれにちがっており，これは大人になってからの性格に影響している．もちろんこの場合，子どもと両親とのかかわりあいを無視できない．

いずれにしても，個性の形成と本質について，現在，一致した見解が得られていないし，その調節にあずかるホルモンの研究はまだあまり進んでいない．この問題の解決は，こころについての理解を深めるため重要なことだけは確か

である．

8.4 回転かごのなかの人生

　動物の行動，ことにどれだけ自らすすんで運動するかを調べるために「回転かご」という装置がある．ネズミをそのなかに入れると，どうしても走らなければならないというわけではないが，かごのなかをぐるぐる走りまわる．走れば走るほど，かごがまわるようになっているからである．どれだけ走ったかは，かごに付けてあるメーターで読みとることができる仕組みになっている．ネズミはいったい何のために走り続けるのだろうか．走りたいとう衝動にかられているようだし，子どもがたわいない遊びにふけっているのと同じかもしれない．

　ヒトのジョギングに似ているが，ヒトはこれを健康のためといい，あるいは爽快だという．何かにつけてもっともらしい理窟をつけたがるのが人間の特徴である．ゴルフやマージャンに夢中になる人も似たような弁解をする．

　私たちの毎日の生活をみると，回転かごのなかのネズミに似たところがあまりにも多い．毎朝同じ時刻に通勤電車やバスに乗り，決まりきった同じ仕事に追いまわされていることを考えると，うんざりして人知れぬわびしさを覚える人も少なくないだろう．しかし，たいていの人はそんな感傷にひたる暇もなく，生活に追われ，ことさら反抗する気持など毛頭ももっていない．反抗したところで何かが得られるわけでなく，かえって生活が脅かされることになりかねないことを，わきまえているからである．現実の社会に生きているというのは，こうしたものである．

　実験室のネズミは狭いかごのなかに閉じこめられてはいるものの，栄養たっぷりな食物を存分にもらい，温度や湿度も快適な条件に保たれており，病原菌に感染することのないように保護されて至れり尽せりのサービスを受けているが，それでもやはり自由な世界へ逃げ出して，思いのまま動きまわりたいだろう．外界にどんな危険があってもである．ヒトが未知の世界を求め，新しい経験を得たいという希望をいだいて旅にでかけ，登山をし，あるいは極地への冒険旅行に挑戦するのも，同じ気持かもしれない．ただネズミとちがう点は，もとの回転かごへ再び戻ってくることで，回転かごでの生活に安易さのあること

をあらためて見出すのだろう．

　私たちの生活には，いつも何かのストレスが必要なのである．ストレスという言葉の意味はいろいろあって，精神的な圧迫や苦悩，肉体的な障害を指すだけではない．こころに刺激を与えるもののすべてがストレスで，それには快いもの，愉しいもの，歓びをさそいだすものも含まれる．

　旅行はストレスとして，生活に活力を与えるのに最も効果的だろう．若い人はもちろんのこと，年をとった人も無理のない旅行を楽しんで，回転かごからぬけ出すとよい．

　私たちの生活に対する反省として，湯川秀樹博士（『科学者のこころ』朝日選書）は，荘子の述べたたとえ話として，次のようなことを記している．すなわち，

　ある人が自分の影をこわがり，自分の足あとのつくのをいやがった．影を捨ててしまいたい，足あとを捨てたい，そこから逃げたいと思って，一生懸命に走った．ところが，いくら走っても影はなくならない．まだこれでは走り方がおそいのだろうと思って，ますます急いで，休まず走った．そして，とうとう力が尽きて死んでしまった．この人は馬鹿な人だ．日陰にいて自分の影をなくしたらよいし，静かにしていたら，足あともできないのに．

　荘子のこの寓話に対して，湯川博士自身はあまり深く触れていない．言わずもがなであるからだろう．

　二千数百年前にばかだといわれた人と同じように，現代人も何が何でも走り続け，目的を忘れてでも先へ先へと走りたがる．それは同じところを，ただ右へ左へと回り続けているだけかもしれない．その行動意欲をどう評価するかは立場によってちがうが，現代社会ではすべての人が，そのように強いられているといえるだろう．科学者の研究行動も同じである．

8.5 情　動

　日常の生活で，よきにつけ悪しきにつけ，情動によってひき起こされる行動を分類するとき，最終的にどんな結果になるかをみたら何か一致した見解が得られるかのように考えられるが，実はそんなに簡単なものではない．

8.5 情動

　情動や情熱について古くからいろいろと，その意味を分類するように企てられてきたが，ほとんど成功していない．350年くらい昔，ルネ・デカルトは基本的な情動として次の六つをあげた．それは，不思議に思うこと，愛，憎しみ，欲望，快楽，そして悲しみである．もっとも，これらの二つなり三つなりが混りあって生じる情緒もあるという．

　今世紀にはいってから，J. B. ワトソンは情動を恐怖と怒りと性的な愛情の三つにしぼったが，これは一般に受け入れられず，その後いろいろな考えが提唱されてきた．その一つひとつを述べてもむだであるが，代表的な例をあげてみたい．

　近年，J. パンクセップは次のような考えを発表している．それは，哺乳動物の脳には少なくとも四つの基本的な回路があって，これによって期待，恐怖，怒り，パニックのはっきりした主観的情動状態になるという．彼によると，期待には希望，欲望および快楽の予感が含まれており，また食物を求めてあさりまわる活動を含め，これらを探索行動とみなした．実験による証拠づけとしてのあらましをいうと，ネズミの視床下部の外側部にある細胞の電気活動は，食物のある所へ頻繁に近づくにつれてさかんになり，摂食を始めると活動が衰え，食物を取り除くと再びさかんになることがわかった．こうした現象はサルでも観察されている．このことから，期待だとか，希望だとかの情動に決まった神経回路があると考えたのである．しかし，このような変化は一般的な期待によるのではなく，むしろ摂食の調節だけに当てはまるのであろう．さらに，恐怖に関係する回路系とパニックに関係するものとが，明確に区別されるかどうかも問題である．

　情動の区分について，いま一つ近頃提案されたものとして，恐れと畏怖，怒りと激情，快楽と忘我，悲しみと嘆き，容認と信頼，不快と嫌悪，期待，驚きがある．日常経験する情動を心理学者がどのように分類しても，医学あるいは生物学を学ぶものからみると，いわば生物の分類のようなものにすぎず，それぞれの情動状態において脳のなかでどんな変化があるかを，何よりもまず明らかにしなければならない．ムードと情動についていままでに発表された文献には実験的根拠がほとんどなく，推論もあいまいである．

私どもがいとなむ多様な行動に，ドーパミン，ノルアドレナリン，セロトニンなどのモノアミンがどんな役割をもつか，抗うつ剤の作用はどうして現れるのか，などといったことがとり上げられているし，脳のホルモンの分泌活動のパターンがそれぞれの状態でちがうことは確かであるが，そのパターンが何を意味するかについては，まだよくわかっていないのが現状である．

8.6 怒り

正常には，大脳皮質や高次中枢にある何らかの機序によって，怒りの情動がチェックされると考えられている．動物に手術をして大脳皮質を除去したり，あるいは大脳皮質を脳の深部から切り離して連絡を断つと，その動物はきわめて容易に怒るようになる．こんな手術をしたネコで，その個性には変化がなく，動物をなでて可愛がってやることには普通に反応しておとなしくしているが，軽くつねったり，何か困るようなことをすると，たちまち獰猛に襲いかかってくる．

動物の視床下部に電気刺激を加えるとあらゆる怒りの徴候が現れるから，視床下部に怒りをひき怒す仕組みがあって，それが通常，大脳皮質によって抑制されているのではないかと推測される．この場合，刺激を止めると，怒りはすぐに止まってしまう．このことからみると，視床下部の刺激によって現れる怒りは，本当の行動としてのものでなく，むしろ「見かけ上の怒り」ともいうべきものかもしれない．こうした実験からみると，怒りの発現にはいくつかの神経回路網がかかわっており，それらの活動化が微妙に統合されていると思われる．

情動の表現を抑制する仕組みが脳のなかにあるから，動物で観察した結果をそのままヒトにあてはめようとすると，大きい混乱を招きかねない．個人の行動が情動の変化とは必ずしも一致していないのである．恐怖をいだいたり，何か特別な感じをもっても，その本心を反映せず，いわゆるポーカー・フェイスで関知しないかのように振舞うことがしばしばある．悲しいとき，それに相応するホルモンの変化があっても，おおいかくされてしまうことがある．これに反して，動物の行動は内面的な衝動や感情の変化をそのまま率直に表現する．

8.7 扁桃核の役割

脳の側頭葉の内部に扁桃核(図5.4)という神経細胞の集りがあって,この神経核がいろいろな情動反応に関係している.扁桃核は体内の器官から各種の知覚による刺激をうけているし,またステロイド・ホルモン(副腎皮質ホルモンや性ホルモン)が脳のなかで作用する主要な部位でもある.

扁桃核を除去あるいは破壊すると,ほんの短時間にすぎないが,行動に著しい変化が起こり,動物は野生的になり,闘争的で,恐怖にみちて目を光らせ,襲いかかってくる.しかし意識が回復すると,その後はおとなしくなって取り扱いやすい.ヒトでも脳手術の際,扁桃核を電気で刺激すると,恐怖を示し,激しい闘争性行動に出る.ところが,この部位を摘除してしまったあとは,従順な様相に変わる.

扁桃核には知覚系のすべての神経線維が連絡していて,それが視床下部,その他の部位の活動に影響を及ぼしている.扁桃核へはいった知覚性の信号の一部は大脳皮質へ送られ,また海馬(図5.4)と名づけられる部位へも情報が伝えられる.しかし,海馬と扁桃核では行動の点で逆になることが多い.

扁桃核は複雑な神経連絡をもっているだけでなく,同じ神経核のなかの部位によって作用がちがっていることも見逃しえない重要な点である.たとえば,扁桃核の背外側部は楽しい感じの経験に,一方,皮質内側部の活動は嫌な感じ,つまり逆のかたちの活動に関係することが実験の結果として報告されている.だから,この神経核が恐怖感とそれに関連する行動だけの中枢であると,簡単に結論することはできない.

8.8 情動反応とホルモン

視床下部は情動反応を修飾するホルモンの影響を受けており,そして客観的にみた情動の発現は,たとえ間接的であるとしても視床下部の働きによるといえる.視床下部は扁桃核の活動状態によって,その働きを変えるし,さらに視床下部には大脳皮質からの神経支配があることを見逃してはいけない.

諺に「怒りは無謀をもって始まり,後悔をもって終る」とか,「怒っていて笑える人には注意せよ」などといわれているが,これは大脳皮質が情動行動の制

御にあずかることをさしている．

　脳のホルモンが情動行動の発現にかかわっていることは確かだが，この問題についてまだ何もはっきりしたことはわかっていない．この分野の研究は最近始まったばかりである．脳のホルモンの大部分は脳全体に広く分布しており，視床下部，扁桃核，海馬などには，いままでに発見された脳ホルモンがすべて高濃度に含まれている．扁桃核で産生されるホルモンの名をあげると，サブスタンスP，エンケファリン，ニューロテンシン，ソマトスタチン，血管作用性小腸ペプチド，その他がある．加えて，脳の他の領域で産生されて扁桃核へ送りこまれるホルモンも多数にある．

　どの神経核でも，これと同様で，今後の研究の発展に期待するほかないが，本章で述べた気質，性格，情動に脳のホルモンが大きくかかわっていることは確かである．

9. 意識と動機づけ

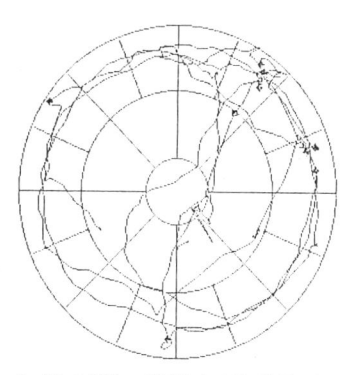

ネズミの行動．ビデオカメラで写して，コンピュータで解析・記録する．曲がりくねった線はネズミが走った経路である．

9.1 科学者たちのこころ

　かつて中世紀の宗教家は，神こそすべてを超越し，ヒトのこころを支配するものであると信じ，神に真実を見出そうとした．一方，現代の科学者はしばしば，真実は実証されたものに限られるといい，どんな奇弁をろうしても自説を固執してゆずらないことさえある．自らが信じていることは，そんがどんなに些細なことであっても，その科学者にとっての真実なのである．

　しかし，生物医学にはたして永遠の真理として受け容れられるものがどれだけ多くあるか，すこぶる疑わしい．

　生物を科学的に分析しようとするとき，その方法自身に限界があることをわきまえていなければならない．というのは，何かの分析によってどんな素晴しい成果が得られたとしても，その研究は，一定のはっきりした限界のなかでのみ妥当する結果が得られるような方法によっておこなわれたものであるからである．

　ところが生物は，必ずしもその実験条件に当てはまる環境で，生命を保っているとはいえない．生物はどの時代でも，その時代に流行する実験方法によっ

て科学的とみなされる事実をはるかに超えて，それ以上の不可知なものを多く含んでいるといってよい．

科学研究の歴史をふり返るとわかるように，過去の時代に真実であると考えられていたものが，研究方法の発達によって，いとも容易に，幼稚なもの，未熟なものとして棄て去られてしまうことが多い．現在私たちが正しい事実として教えこまれているものにしても，それがいつまで真実として残るのだろうか．生物医学は，あたかも砂上の楼閣として今世紀の空にそびえているかのようである．

ことに論理というものは，科学者の自我によって形成されるものである．ソクラテスの有名な言葉がある．「何でもよいから言ってくれれば，それを論破してみせる．つぎに，それと逆のことを言ってくれたら，それも論破してみせよう」．

科学者には，彼らに特有な偏狭で傲慢な挙動と発言がしばしばある．科学者は，現代社会において一つの職業として，地位と名誉と利益のため，研究活動にたずさわっているかのようである．だから，功名心にあふれた虚構の学問がはびこるおそれもある．

科学は，科学者が自負するほどに尊厳なもの，完成したものとはいえない．アンドレ・モーロワの『幻想論』（三浦秀彦訳，新潮選書）によると，芸術は永続きする幻想を創造するが，科学はかりそめの幻想を追い払うだけである．科学がたとえいくらかの出来事を予見させてくれるとしても，未来は全体として，いまなお予見できない．ところが人間が予見したいと望むものは，まさしく実験できないもの，つまり，愛とか，幸福とか，死とか，才能なのである．そして科学よりも文化，すなわち，芸術，文学，絵画，彫刻，音楽などを尊重することで，人間の精神に共通した情感が育まれることだろう，と．

9.2 実証と予見

ある科学者は，実証されていないものはすべて信じられないという．他の人は，存在しないことが，あるいは起こりえないことが証明されなければ，それを「真実でない」として排除することができないという．この二つの考えの意

9.2 実証と予見

味する範囲にはかなり大きいちがいがあるが,科学では何よりも実証することが基本であるとする点で一致するだろう.

そうだとしたら,実証するとは何かという問題に当面する.そのためには,人間が意識する能力をもつことから出発しなければならないことなる.実際,動物界においては進化の途上で意識をもつようになったことは,進化全体としてみて,とくに重要な発達であって,生命の起源にも匹敵する大きい神秘であるかもしれない.

生命の本質については,DNAの構造と機能が明白に示され,問題の要点が明らかにされたといえるが,脳の働きに関してはほとんどわかっていない.どれだけ脳の解剖学的な構造が詳細に調べつくされ,また,その一部について機能との関係が示されても,意識上と無意識下での行動発現のパターンにみられるちがいが何によるのかといったようなことは,いままで研究の対象としてまったくとり上げられていなかった.

科学は物質としての脳を論じるが,こころについての論議をほとんどしてこなかった.こころがどのようにして育まれ,発達し,いかに機能するのか,またこころの能力はどうしたらより効果的に発現できるのか,こころの究極的な運命はどうなっているのか,などの問題について,過去の生物医学では何の示唆も与えていない.それを実証する途がとざされているからである.

イギリスの高名な神経生理学者 C. シェリントン (1857-1952) は,1940年に『人間の本質について』という著書を出版した.その一部を B.ディクソンは『近代医学の壁』(奥地幹雄・西俣総平訳,岩波現代選書) に引用している.すなわち,

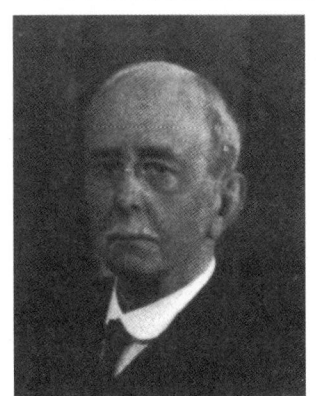

図 9.1 チャールズ・シェリトン (1857-1952)

「こころの研究者は,精神病理学がさまざまな方向を目指す出発点になるべき標準を見つけだすのに役立つなにがしかの知識を,脳生理学に期待してきたかもしれない.たとえば,不安という症状がある.私が思うには,人にたいして,こころのひずみほど広く影響を及

ぼすものはない．しかし，不安がそこから離れ去っていく標準というものの知識にたいして，神経生理学はどこで寄与できるのか．脳生理学は，不安の主体について何を提供するべきなのか．精神科医は，自分の必要とするものにたいして，より適切なものを探し求めて，いやおうなしに自分の道を歩んでいかなければならない．」

偉大な生理学者の言葉としては，やや歯切れの悪い文章であるが，シェリントンが真に求めていたのは，科学の世界と哲学の世界に橋をかけるために，思考や情動が脳の各領域の細胞に起こる変化とどのように関連するかを探求することにあった．

ところが，この問題は，その後半世紀たった現在でも，大部分が謎として残されている．現実において，科学も哲学も，ヒトのこころの本質，こころがいだく特殊な内層，こころと意識との機能的なかかわりあいなどを示してくれないから，この問題について私たちはまったく何も知らない．

どのようにして創造的な思考がひき起こされるのか，認知の能力を高め，概念の形成にいたるのか，無意識の状態でもいかにして思念が浮かび上がるのか，あるいは芸術を鑑賞し，調和と秩序の美の世界を理解するのか，このようなこころの問題に，いままでの科学は何ら寄与してこなかった．精神要因の研究は，いつまでも医学の枠外にあってよいのだろうか．

現代免疫学の最高峰といえるオーストラリアのマックファーレン・バーネット（1960年ノーベル賞受賞）は多数の啓蒙書を出版しているが，その一つ『人間という名の支配者』（梅田敏郎訳，蒼樹書房）のなかで次のようなことを述べている．

もう1000年もたてば，1586年ガリレオとともに始まった科学発見の時代は，それから400年もしないうちに終了したと歴史家が述べるようになることは確かであると，私は信じている．人間と関連をもった科学的法則は99％まですでに究明されてしまったと，私は信じている．このことはけっして科学の重要性が減少したというのではなく，まったく別のアプローチが必要となるだろうということである，と．

現在，私たちがもっている人間のこころについての知識は，数千年前の人の

こころとおそらく大きいちがいがないかもしれない．ただ，意識，思惟，洞察などの内容には，時代の変遷にともなう変化がある．現代が，こころの時代の創成期にはいろうとしているのであれば，こころに関連する多くの問題を解決するため，新しいアプローチを見出さなければならない．

情報量の驚くべき集積と，その伝達速度の加速化によって，社会情勢が急速に変化する現代において，こころと意識について見直すことに社会全体が強い関心をいだくようになったことは確かである．バーネットは，「こころについての知識は99％が未解決のまま放置されている」というかもしれない．それだけに，この分野の研究は将来に期待されるところが大きい．

9.3 意識的な活動

私たちの精神過程には，意識上のものと意識下のものとがある．意識下のものはさらに，前意識と無意識に区別されるだろう．前意識というのは，意志によって思い出せるもの，無意識は意志の力では思い出すことができないものといちおう見てよいだろう．潜在意識という言葉もよく使われているが，これは意識下のものをひっくるめてさしているとしておきたい．

この三つの意識状態について，精神医学者 R. キュピーは次のような基本的な事象を述べている．(金野正著『創造力とは何か』創元社から引用)．

(1) 意識的，前意識的，無意識的な心理過程は，いつもいろいろな組み合わせで作用している．したがって，このなかでどれがもっとも強くなっているかによって，意識支配，前意識支配，無意識支配の三つの場合がある．

(2) この組み合わせのうちで，意識過程と前意識過程の連合した状態が優位にあるとき，もっとも正常に近い．

(3) これに反して，無意識過程が優越しているときは，神経症あるいはそれに近い状態になる．

この考えによると，生活のあらゆる瞬間において，意識，前意識，無意識の三つが同時にはたらいており，それは日常の行動においてだけでなく，最も創造的な仕事にたずさわっているときでも，同様である．そして意識的に何かを考えるときでも，同時に前意識と無意識がはたらいているということになる．

さらに，意識が休んでいるときでさえ前意識は活動しており，これが思いがけない発想を生んだり，思考の過程をつくり出したりする．著名な学者が偉大な研究業績の発想に至った経過について質問をうけたとき，ちょっとした思いつきだとか，夜眠っている間に頭にひらめいたなどと答えることが，しばしばある．このことは，前意識の活動が何らかの仕組みで意識のなかにとび出してくることを示唆している．私たちの仕事には，意識の集中を必要とするものが多い．意識は当面の問題を認知し，仮説を立てたり，実験の方法を構想するのに役立っている．また，知識を整理し，理論づけるのは，意識が適度に高揚した状態の下でおこなわれる．

　辞典を見ると，意識とは自分が現在何をやっているか，いまはどんな状況なのかなどが自分でわかる，こころの働きである，と記してある．

　意識は現実的なものであって，新しい発見や発明を生むには充分でない．それは，むしろ前意識から出るのであって，あとになって意識的な精神活動によって理論が練られるのである．思惟も，意識と前意識との協力によって進められる．私たちが思考をめぐらすとき，とかく考えはとだえがちになるが，ひとときの休息をとる間に，新しい考えが浮び上がってくることがある．これは，それまで前意識に潜んでいた情報がにわかに意識されるようになるからである．

　ここで重要なことは，あらかじめ前意識としての情報を充分に貯えていなければならないことである．このために教育があり，読書がある．しかし，情報や知識をむやみに多く獲得するだけでは意味がない．そのなかから真実と思われるものを探し出す英知が大切である．

　それはともかくとして，前意識に記憶として貯えられているはずの情報が，意識に浮び上がる仕組みはどうなっているのだろうか．記憶の過程を生物学の立場で理解することが，いまや，精神生理学で最も重要な研究の焦点になろうとしている．これについては，その一面を後章で述べることにしたい．

9.4　動機づけ

　外界に，あるいはからだのなかに何か変わったことがあると，それに気づい

9.4 動機づけ

て(認知)，何事だろうかと知るための反応が現れる．これがいわゆる探索行動である．それによって当面の状況を判断し，その変動あるいは刺激に対応する行動を起こす．

その行動にはいろいろな欲求を示すものがあって，食物や飲水がほしくなったり，異性に接したいという欲望に燃えることもある．また，危害を予知して逃避しようとする．

こうしたことはすべて，多かれ少なかれ脳のホルモンによって支配されているのである．ここに一，二例をあげると，まず食欲に関係するホルモンとして，コレチストキニン，ニューロテンシン，ボンベシンあるいはこれに関連するペプチドホルモンがあって，これらが視床下部の飽食中枢にはたらいて，摂食を抑える．一方，同じ視床下部の外側部に摂食中枢があって，ここには脳内オピエートがはたらいて，食欲をうながす．食欲の調節はこれ以外に，脳のアミンや血液中の栄養素などの影響を受けるが，こうしたホルモンの作用が重要である．次に飲水についてみると，とくに強く飲水をうながすホルモンはアンギオテンシンであり，他方，飲水を抑制するホルモンとして，サブスタンスＰ，ニューロテンシン，血管作用性小腸ペプチド（VIP）などの脳のホルモンがある．個々のホルモンについての話はさておき，総体的で機構化された行動を起こすことを動機づけと呼んでいる．

当然のことながら，動機づけの状態には非常に低いレベルから激しい興奮にいたるまで，いろいろなちがいがあって，それにともなって起こる行動も，烈しかったり弱かったり，さまざまである．強い反応が行動として現れるとき，その状態を喚起という．さらに，動機づけのかたちとして情動の変化が大きく現れることもある．

動機づけによって，それまで意識されていなかった記憶が呼び起こされ，脳の活動が全般に高まるが，このために最も重要な部位が脳幹にある網様体と呼ばれる構造である．この動機づけにはいくつかの脳ホルモンが重要な役割をもっており，前述のCRHもその一つであるが，ここにはその代表的なホルモンとしてACTHについて述べることにしたい．

9.5 副腎皮質刺激ホルモン(ACTH)

腺下垂体ホルモンのうち，早くから注目されていたのは ACTH である．他のホルモンの略語は一般の人にはほとんど知られていないが，ACTH だけはかなり広く通用する．これはハンス・セリエがストレス学説を提唱して，からだのストレスに対する抵抗反応の原動力になるのが ACTH であると考えたのが知られているからである．終戦後，世界の学問の進歩から置き去りにされていたわが国に，一部の学者によってストレス説が紹介されて大きい反響を呼び，いわばストレス・ブームの時代があったことをご存知の読者も多いだろう．

実をいうと，私もこの考えに大いに興味をいだいた．そして下垂体と副腎皮質の反応について，いくつかの実験をした．

ストレス学説の当初の考えによると，からだに何か有害な刺激が加わったとき，すぐにそれに反応して ACTH が下垂体から放出され，副腎皮質ホルモンの分泌を起こして，有害な刺激によって生じたからだのひずみを修復し，正常な状態に戻すと同時に，その刺激に対する抵抗力を与えるというのであった．

その後，ストレスの意義は広げられ，精神的な重圧と，こころの葛藤にもとづく不安な状態を主として考えるようになった．さらにまた，ストレスには正と負の両面があって，たとえば若い人たちが歓びにみちて躍動するひととき，これは正のストレス，友人や上司との悶着，孤独な生活の悲嘆に明け暮れする日々，こうした状況でみられるのが負のストレスであると考えられるようになった．

ストレスとは何であるか，という考えにこのような大きい変化があり，以前にはからだに働きかける有害なものをストレス要因あるいはストレッサーといい，それによって起こるからだの不利な変化をストレスと名づけていたが，いまでは通常，そんな厳密な言葉の区別をしていない．

いずれにしても，ストレスに際して ACTH と副腎皮質ホルモンの分泌の高まることが決定的に重要な反応であると考えられた．そのもとに ACTH 放出ホルモン(CRH)があるが，CRH については先に述べたから，ここでは ACTH についていま少しくわしく述べることにしたい．

ACTH のアミノ酸配列をはじめて明らかにしたのは，1954 年，ベルの業績で

9.5 副腎皮質刺激ホルモン (ACTH)

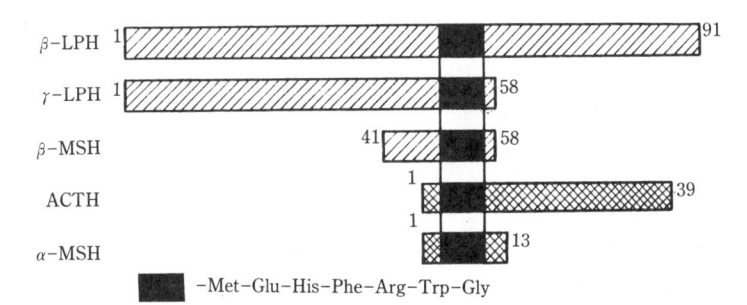

```
β-LPH   1 ▨▨▨▨▨▨▨▨▨▨▨▨▨▨▨▨▨▨ 91
γ-LPH   1 ▨▨▨▨▨▨▨▨▨▨ 58
β-MSH            41 ▨▨ 58
                    1
ACTH              ▨▨▨▨▨▨▨▨▨▨▨▨ 39
                  1
α-MSH             ▨▨ 13
         -Met-Glu-His-Phe-Arg-Trp-Gly
```

図 9.2 ベータ・リポトロピン (β-LPH), ガンマ・リポトロピン (γ-LPH), ベータ・MSH, ACTH, アルファ・MSH に共通するアミノ酸配列 ■で示した部分(メチオニン,グルタミン,ヒスチジン,フェニルアラニン,アルギニン,トリプトファン,グリシンの7個のアミノ酸)が共通部分.

あり,ついで 1961 年にホフマンは ACTH の合成に成功した. ACTH は 39 個のアミノ酸がつらなったペプチドであるが,副腎皮質に作用する有効な部分は 1～24 番目までのペプチドで, 25 番目からあとの部分は, ACTH の分子をこわれにくく保護する作用をもっているにすぎない.

分子の初めの 1～10 番目までのペプチドにも生物効果があるが,これだけでは副腎皮質の細胞にくっつくことができないから,この小分子(アミノ酸 10 個)のペプチドには,従前から知られている副腎に対するホルモン効果がない. ここで注目しなければならないことは,この小分子のアミノ酸の並び方が,メラニン細胞刺激ホルモン (MSH) とすっかり同じことである. 要するに, ACTH の母体物質として,プロオピオメラノコルチン (POMC) という大きい分子の物質が最初にできて,これに CRH がはたらいて, ACTH その他のホルモンをつくるのである.

なお,この 10 個のアミノ酸分子をもっと小刻みにして生物効果を調べると, 4 番目から 10 番目までの 7 個のアミノ酸にも効果があることがわかった (図 9.2). そのうち,最も肝要なのは 4～7 番目の 4 個である. この小さいペプチドが脳に対して作用するのである.

ACTH とこれに関連するペプチド・ホルモンは下垂体だけでなく,脳のなかでもできる. これをつくっているのは,視床下部の弓状核という神経核で,ここから出た神経線維は図 4.5 にみるように脳内に広く伸びて,延髄からさらに

脊髄にまで及んでいる．この神経線維のなかに ACTH や MSH が含まれているのである．だから，その作用が非常に広い範囲に及ぶわけである．

それでは，この小分子のペプチドにどんな働きがあるのか．現在わかっているのは，意識のレベルを高め，動機づけと注意力の集中に役立ち，一時的ながら記憶をよくすることである．このような脳での働きは，先に述べた CRH の作用と相まって，精神的にストレスに対応するだけでなく，活動の原点として重要なことはいうまでもなかろう．

私たちの日常生活では，見のがしたり，聞きのがしたりしてしまうことが多い．本を読んでも，あまりよく覚えていないことがある．そのとき注意力の集中がうまくできていないから，認知能が弱まっており，学習されないのである．一方，仕事に熱中し，あるいは他人の話に感動し，緊張するときには，脳のなかで ACTH の分泌が高まって，精神活動がさかんになる．

こころの条件は常に変動し続ける．高揚したり沈滞したりするのは，躁うつ病の患者だけでなく，すべての人に見られることである．正常な人の場合，気分を高めるホルモンとして CRH や ACTH があるが，まだそれ以外のホルモンも関係している．それについては章を改めて述べることにしたい．

10. こころの高まり

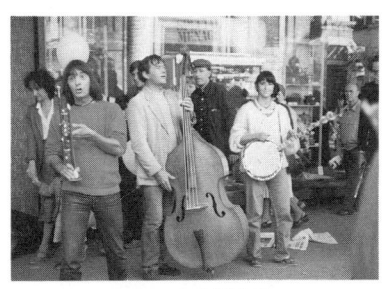

ウィーンの街角で

10.1 挫折した倫理

「坊ちゃん」が物理学校を卒業して四国の中学校へ赴任したところ，何かと生徒にいじめられる．はじめての宿直の夜，ふとんのなかにバッタがはいっており，てんやわんやの大騒ぎの末，やっと一段落したかと思うと，こんどは頭の上で30〜40人の生徒がどんどんと床板を踏みならして暴れまわった．誰でも知っている漱石の小説である．漱石の名が出てくるのは，毎日何回となく千円札を見ているために何となく親近感を覚えるようになったせいらしい．

もう20年くらい前に大学紛争があったとき，ああこれは『坊ちゃん』の現代版だなと思って，障らぬ神に祟りなしとばかり，なるべく学生との接触を避けるようにした．学生が若い分別のない暴力で荒れ狂うのだから，逃げるにこしたことはなかった．そのため学生から受けた被害はあまり多くなかった．その代わり，もっと身近なところから欲求不満の声があって，「才気ある馬鹿ほど始末の悪いものはない」という諺どおり，いらだたしいことであった．

その後，あちこちの学校で大きな問題になったのは「いじめ」である．中学校の教師が生徒にしたたか傷つけられたり，仲間にいじめられた小学生が自殺

したりする．それは学校教育のあり方だけで決まる問題ではない．現代社会の倫理の荒廃にどこで歯止めがかかるのか，人類全体の問題として考えなければならない．

スイスのヒルティ（1832-1909）の言葉によると，現代人は外的教養と内的粗野との混合である．すべての弱い者に同情をもたず，強い者には卑怯であって，つねに自分の生活の目的と目標になる快楽が失われるのを恐れている．

彼はさらに倫理について，なにものにも抑圧されることなく，自分自身を通して善と真を自己のうちに教育すること，これこそ人間の達しうる最高のものである．善へのたゆみないこの自己規定は，本来の生の目的であり，倫理的人格の達成である，と述べている．

こうした言葉を前世紀的な人間観であるとする人も少なくないだろう．しかし現在，技術的な知識が急速に進んで，生活の快適さが増すにつれ，人びとは軽薄な享楽と官能の欲求をいっそう強く求めようとする．これが原因になって私たちの周辺には，倫理の頽廃によってあまりにもあさましいことがあふれてきた．

それにつけてもヒッピー，それにパンクの大集団は，現代文化に屈折し，挫折した若者の姿だろう．ヨーロッパで彼らは夏には北へ，冬になると地中海岸に押し寄せて，目標と自信のない生活から抜け出ることができず，ただ「若い人の文化は，基本的には既成のものに対する反抗から生まれる」という．忘れられていることは，自由は自己規制の下で成り立つということである．政治家や報道機関がたえず唱える言論の自由は，各自の責任があってこそ許されるのであり，さもなければ国民全体がノイローゼに近い精神状態になって，その結果，自分たち自身に暴力的になってしまうだろう．

10.2 いじめの社会

「角丸」だか「中角」だかよく知らないが，一部の若者の無謀な闘争に，一般人はほとほとあきれかえるばかりの時代があった．こんないじめっこ争いは，政治家をもって範とするかのようである．権力と金力と暴力を自らの利益のため無秩序に行使する場合，最後にどんなことになるか，政治家や政党ではなく

国家が破局に当面するおそれも多分にある．何千億ドルという私腹をこやしていた大統領がおり，これは発展途上国でのこととして問題にしていなかったが，近頃になってもっと身近なところでも繰り返して同じようなことが起こっていることがわかった．政治に対する，国家に対する，権力者に対する不信感は風船玉のようにふくらむ一方で，このままではいつパンクするかわからない．

　私たちの生活を不安定にし，こころの豊かさをなくしてしまうものは多様である．社会では，法律にふれないかのようにみえるかたちで，精神的な傷害，心理的な強盗と詐欺行為がおこなわれ，他人を苦悶におとしいれ，自殺にまで追いやることすらある．

　研究者の世界で簡単な一つの例をあげると，自分が栄誉ある地位につくまで育ててくれた恩師や先輩，同僚の首狩りをして，自分の存在をいっそうきらびやかなものにしようとする人がいる．禿鷹のような貪欲さと，毒蛇のような執拗さで襲いかかって，ライバルを奈落の底におとしいれようとするのである．

　山崎豊子の『白い巨塔』，門田泰明の一連のSFなどは，医学界の醜い姿を如実に描いているし，アーサー・ヘイリーの『ストロング・メディスン』は製薬業界の実態を暴露し，多くの読者に衝撃的な反響を呼んだ．

　このような虚々実々の闘争がつみ重なって現代史が展開していく．

　人間が大脳の発達によって得た英知は，謀略を生んだ．奸知によって人間は他の巨大な猛獣に勝ち，地球を制覇するにいたり，その後人間の集団が互いに勝敗を争うようになって，現にこのような闘争が私たちの目前にくりひろげられており，これから先ますます大げさな狂暴ぶりが発現されかねない．このため，その蔭に自らの存在を犠牲にして，屈服の生活に忍従し，消え失せてしまう人も多いのである．

　こうした傲慢と卑屈の二つの面は，至るところに充満している．個人の社会における対応能力，性格と行動力の大きいちがいが，理性と乖離して，混沌とした世情をかもし出す．そこで個性を知ることが重要な課題になる．

　社会全体からみると些細な問題として見のがされてしまっても，一人ひとりがいだく欲求不満と，それにもとづくいらだち，それが「いじめ」のかたちで吐き出されることがあるし，一方，いじめられた者のいらだちは，苦悶のあげ

く，自制心を失った行動をとりかねない．

10.3 TSH 放出ホルモン(TRH)

こころは，あるときは激しく高まり，あるときはたそがれのように暗い静寂のなかに吸い込まれ，たえずゆれ動いていることは，先にも述べた．

有名な脳生理学者のシェリントンは，このとらえどころのないこころを，次のように述べている．「こころは，非常に多様な種類と，はかない変化，ムードの高低と，無数のニュアンスと，情熱のかけらと，想像のながめをもった何ものかである」．

このようなこころの非定常性がどうして起こるのか，最近の脳神経科学では少なくともその一部に，あるいは大部分かもしれないが，脳のホルモンの動きがかかわっていると考える．

脳の活動状態，意識のレベルを高めるホルモンとして先に CRH と ACTH について述べたから，ここでは話をすすめて甲状腺に関連するホルモンについて考えることにしたい．

甲状腺刺激ホルモン（TSH）というのは下垂体前葉ホルモンの一つで，この TSH の放出は視床下部ホルモン TRH によって支配されている．TRH は 1969 年に最初に発見された脳のホルモンで，ただ 3 個のアミノ酸だけでできた小さいペプチドである．このホルモンは TSH の放出を起こすとともに，下垂体前葉の別のホルモンであるプロラクチンに対しても強い分泌作用があるし，成長ホルモンの分泌をもうながす．

一般にホルモンとは，あるいはもっと大きく生体の働きとはそんなもので，私たちが些細な知識で定義づけても，その定義にあてはまらない事実がつぎからつぎへと明らかにされる．だから，名称だとか，定義だとかにこだわっているのは愚かである．新しく見出された事実を，一つの知識として集積していくだけのことである．

パスカルの『パンセ』にある言葉――理性の最後の一歩は，自分を超えるものが無限にあることを認めることである．理性はこの点を知るところまでたどりつかなければ，しょせん弱いものにすぎない．

10.3 TSH放出ホルモン(TRH)

図10.1 アミノ酸のチロシンからできるホルモン
網をかけた部分が実際にホルモンとして分泌される．

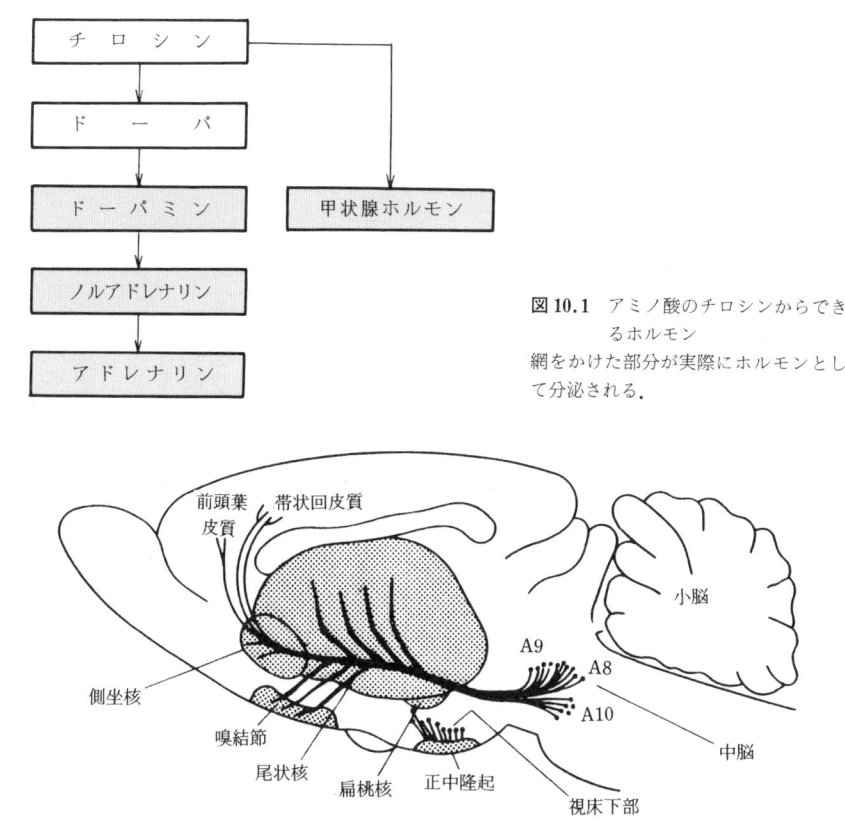

図10.2 ネズミの脳のドーパミン系
ドーパミンを作る神経細胞は中脳と視床下部にある．中脳から出た神経線維は大脳のいろいろな領域に分布し，さらに大脳皮質にまで伸びている．視床下部から出た線維は正中隆起に分布して，下垂体前葉ホルモンの分泌を調整する．

閑話休題——．TRH は，先に述べた CRH と同様，視床下部だけでなく，脳のほとんどすべての部位にあるし，脳以外の組織，たとえば腸管にも分布している．それでは視床下部以外にある TRH がどんな働きをもつのだろうか．とくに目立つ働きは，神経細胞の活動を鼓舞することである．

ネズミの脳に微量の TRH を注射すると，各種の自発行動に激しい興奮状態が現れる．かごのなかを走りまわり，からだを肢でひっかいたり，かごの金網に咬みつき，肢をがたがたふるわせ，全身に大きな身ぶるいを起こす．頭をくり返して同じように動かし，毛が立ってくる．体温は上昇し，睡眠剤その他の

10. こころの高まり

鎮静作用をもつ薬が効かなくなる。さらに興奮性のアミンであるドーパミンの作用を強く亢進させるなど。

こうした反応をみると、TRH が脳の活動を興奮させることが明らかであって、いわばやる気を起こさせるホルモンの一つである。このホルモンが脳のなかで過剰になると、いらだちが目立ってくる。

ここに TRH の興奮作用にはドーパミンが関係することを記した。それではドーパミンとは何だろうか。図 10.1 に示したように、アミノ酸のチロシンからノルアドレナリン、そしてアドレナリンになる途中のホルモンで、主として脳に含まれていて、副腎の髄質からはホルモンとして分泌されない。

脳でドーパミンをつくる神経細胞の集りは 2 個所あって、主要な部位は中脳の黒質というところ、いま一つは視床下部である。中脳のドーパミン産生細胞から出た神経線維は大脳の中心部へ、さらに前頭葉の大脳皮質にまで伸びている(図 10.2)。一方、視床下部でできたドーパミンは下垂体前葉ホルモンの分泌を調節している。このドーパミンについてくわしいことは、大木幸介博士が『脳から心を読む』(講談社刊)で述べておられる。専門外の人にわかりやすく記してあり、参考になるだろう。

TRH はドーパミンを含む神経線維にはたらいて、その末端からドーパミンを放出させるから、先に述べた TRH の興奮作用にはドーパミンが大いに関与しているとみてよい。

加えて、ドーパミンは化学構造と作用がいわゆる覚醒剤によく似ている。

10.4 ドーパミンと精神分裂病

精神分裂病は、精神病として患者の数が最も多く、症状にいろいろなかたちが混っており、病因も一概にいえない。だから、これを一つの病気として取り扱ってよいのかどうか、いま少しくわしい研究が望まれている。ただ現在、病因として最も強く支持されているのは、ドーパミンの過剰によって起こるという考えである。

動物にドーパミンの放出をふやす薬物、あるいはドーパミンと同様の作用をもつ薬物を与えると、分裂病に似た症状が現れることは、この説を支持するよ

10.4 ドーパミンと精神分裂病

うである．そうすると，ドーパミンの産生を抑えたら分裂病がよくなるのではないかということになり，その目的の薬が使われている．

ところが話はそんなに簡単でない．一部の患者に効果があって症状が軽くなることがあっても，それで全治したといえるかどうか疑問である．

前に記したように，分裂病の真の病因がわかっていないし，いくつかの病型があって，症状と病気の経過が患者によってずいぶんちがっている．それをひとまとめにして精神分裂病という診断を下しているのであるから，その治療が一筋縄でいかないのは，むしろ当然かもしれない．

私自身，ひとまず分裂病のドーパミン説を受けいれるとして，ドーパミンを抑えるコレチストキニンという脳のホルモンによって治療効果が得られるかもしれないと考え，知人の精神科の専門医に試用してもらったところ，驚異的な効果があったという知らせを受け，その医師と共同で論文を発表したところ，ただちにカナダの大学病院でその効果が追証された．ところがその後，あちこちの大学や病院でそうした効果を認めがたいという報告が発表され，やむをえないことと断念せざるをえなかった．結局は，分裂病がどうして起こるかという問題になってしまう．

ただここで一つ付け加えておきたいことは，私が考えたホルモン療法でよくなって，10年あるいはそれ以上も精神病院に入院していたけれど，正常状態に戻ったから社会生活に何の支障もなかろうと医師からいわれ，めでたく退院した人の話である．

分裂病の発病はだいたい20歳くらい，それから10年間入院していたら30歳になる．その間に世のなかはすっかり変わってしまっていて，現在の華やかに機械化された都会の生活にすぐにはなじめない．そのうちに恋愛をし，さらに結婚したいと思うようになる．そうなると，せまい世の中のことであるから，以前の病歴が宿命的な難題になってしまう．

こうしたことで人生相談を受けた私は，まったくお手上げである．先に述べたようにこの治療薬に反対の声もあって，たとえ一部の患者に効果があっても，私は分裂病から手をひくことにした．精神科の専門医におまかせするより仕方がない．

10.5 甲状腺ホルモン

ヨーロッパの古い宮殿や美術館を訪れると，大きな目がややもするととび出し，知性的で活力にみち，外向的な風貌と容姿を誇っているかのような王女の肖像画をしばしばみる．一方，わが国の女性画では，目が細く，ふっくらした頬をして，ねばねばしたものを内面に秘めているかのような姿が画かれており，対照的である．民族のちがいといってしまえばそれまでだが，西欧の女性画には，のどもとが膨れ上っていて，甲状腺が肥大しているのではないかと思われる像もある．近世のヨーロッパでは，甲状腺はのどを温め，声帯を保護してその動きをなめらかにし，首に魅力を感じさせるものとされていた．だから，甲状腺のふくらみが美人の象徴の一つだった．

甲状腺が大きくはれ上がることがアルプスの地方病であることは，紀元1世紀にすでに知られており，当時この地方が寒いためと考えられたが，その後同じような甲状腺の肥大が世界のあちこちに地方病としてあることがわかり，その原因は寒さによるものではなく，ヨードの欠乏によることがわかった．

1883年，コッヒャーは甲状腺腫について系統的な研究成果を発表し，ついで1896年にバウマンが甲状腺にヨードが大量に含まれていることを見出した．その後1915年にはケンダルが甲状腺ホルモン——サイロキシン——の成分としてヨードがあることを示した．

食物のミネラルとしてヨードが欠乏すると，甲状腺ホルモンができない．幸い，わが国では海藻類から充分にヨードをとっているから，ヨードの欠乏で甲状腺に肥大を起こす人はない．

甲状腺ホルモンの分泌が異常に高まって起こる病気としてバセドウ病のあることは広く知られている．この病気の特徴をあげると，甲状腺がはれ上がり，眼球がとび出すほか，神経系に対して大きい影響があって興奮性が高まり，いつもイライラして落ち着きがなくなるし，指先がふるえる．それ以外に，心臓がドキドキ強く拍動し，汗をかきやすく，食欲が旺盛でも体重が減ってやせてくる．

一方，甲状腺ホルモンの分泌が少ない病気として，生まれた時からこのホルモンが欠乏しているとクレチン症になる．精神的にも肉体的にも発育が遅れ，

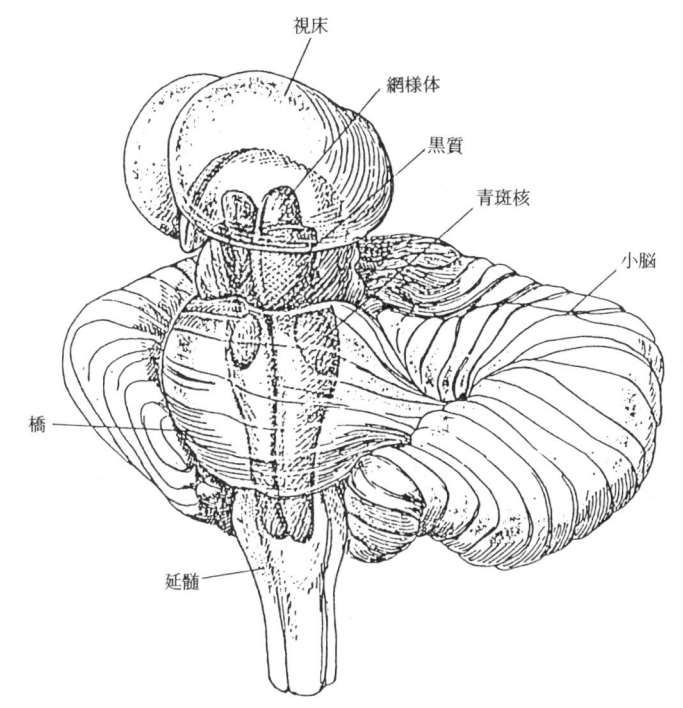

図 10.3 脳幹でモノアミンを産生する部位
黒質からドーパミン線維，青斑核からノルアドレナリン線維が出て，前脳に広く分布している．これ以外に縫線核からセロトニン線維が出ている．

からだが小さく，胴体にくらべて手足が短く，頭がからだ全体からみて大きくて，平ぺったい鼻をしている．知能の発達が著しく悪いから，白痴とも思えることが多い．

　大人になってから甲状腺の働きが低下した場合にも，精神活動が遅鈍で，動作がのろくなる．ホルモン欠乏の全身的な症状としては，代謝活動が低くなって，体温が下がり，寒さに対する抵抗力が弱くなる．皮膚がはれぼったくふくれ上がるから，この症状から粘液水腫という病名がつけられている．これ以外の症状は主題と関係がないから，はぶくことにしたい．

　ここに述べた甲状腺の病気の症状でわかるように，甲状腺ホルモンは脳の活動に関係し，分泌がふえるにしたがって興奮性が高まり，いらだちが強くなる．一方，分泌が普通よりずっと少ないと，頭の回転が鈍くなってしまう．

このホルモンはまた幼児の発達に欠かせないものであって，生まれつきの異常で甲状腺に欠陥があると，脳の神経細胞の発達が悪く，神経線維が充分に伸びず，しかも線維をとりまく髄鞘という被覆ができないから，精神薄弱，あるいはそれに近い状態になる．

加えて，甲状腺ホルモンの働きは交感神経系のホルモン，ノルアドレナリンとアドレナリンに密接な関係があって，互いに協力して作用を強める．

先に述べたように(図10.1)，この二つのホルモンはアミノ酸のチロシンが化学変化をうけてドーパミンになり，ついでノルアドレナリン，さらに変わってアドレナリンになる．ドーパミンが脳で分泌される重要なホルモンであることはくり返すまでもない．ノルアドレナリンも中脳の神経細胞でできて脳の活動を調節しており，また交感神経線維の終末からも神経興奮の伝達物質として放出される．アドレナリンは脳にほとんどないが，交感神経系の出店としての副腎髄質から分泌される．なお，図10.3は，これらのアミンが脳幹部でできる部位を示した．

この三つのホルモンはいずれも，こころを高ぶらせ，いらだちを起こし，活動的な行動をうながす役割をもっている．しかし，それぞれのホルモンによって行動作用にはちがいがある．

脳のなかにしかないドーパミンは，衝動的な興奮性の行動を起こしがちで，ドーパミン型の人は頑固で，融通がきかず，他人との付き合いもよくない．脳内のノルアドレナリンはムードに強く影響し，攻撃的である．そしてアドレナリンは恐怖に関連したふるまいを，からだに起こす傾向が強い．

健康な人ではノルアドレナリンの分泌量はアドレナリンに比べてはるかに多いが，その値は人によってかなり大きくちがっている．比較的にノルアドレナリンの分泌が多い人と，逆にアドレナリンの分泌が多い人があって，その比率の高低で気質がちがう．

一般に，ノルアドレナリンの多い人は怒りっぽく，攻撃的であるが，アドレナリンの多い人はこわがりで，卑屈になる傾向があるといわれている．ノルアドレナリン型になるか，アドレナリン型になるかは，幼少時のしつけによるところが大きいという考えもある．

非常に幼いころ，毎日きつく打たれ，せっかんばかりされた子はアドレナリン型になり，少し大きくなってから酷いしつけを受けた子どもはノルアドレナリン型になるという．しかし，これには現在まだ確証が得られていないばかりか，まったく逆の結果も報告されているから，ここで結論めいたことは差し控えたい．最近，教育問題ことに青少年のこころのゆがみが問題にされている折柄であり，しつけと気質の特性について，わが国でも徹底的に調査研究する必要があるだろう．いずれにしても，気質が単に心理学の面で観察されるだけでなく，ホルモンによって大きい影響をうけていることを考えなければならない．

　ここではアミノ酸のチロシンからできる甲状腺ホルモンが，同じアミノ酸からできるドーパミンその他のホルモンと相たずさえて，こころの高まり，ひいてはいらだちを呼び起こすことを述べたが，これらのホルモンとともに，レビ・モンタルチニ（1986年ノーベル賞受賞）が発見した神経成長因子というホルモンが神経細胞，ことに交感神経系の発達にきわめて大きい役割をもつことも，今後精神活動を考えるうえで大きい課題となるだろう．

10.6　闘争性

　行動としての闘争性について，さらに書き加えておきたい．闘争性が脳のなかで起こる特殊な行動パターンであることに，疑いの余地はない．一般に，大脳辺縁系(図 5.3)を主とする特定の部位が闘争性行動をひき起こすと考えられている．そして前脳は闘争性反応を抑制し，一方，扁桃核(図 5.4)の一部が興奮性にはたらくらしい．

　妻と母を殺し，テキサス大学の塔にのぼって38人を銃殺した男の死後脳を解剖して調べた結果によると，扁桃核の部位に腫瘍があった．てんかんの発作と闘争性行動との間に関係があることが多く，側頭葉に障害があって起こるてんかんでは，爆発的な闘争をする人がある．大脳辺縁系に異常な電気活動がみられる患者で，外科手術によって辺縁系を取り除いてしまったところ，その人の病的状態がみられなくなったという報告もある．別の患者で，扁桃核あるいは海馬を電気で刺激したところ，手術をしている外科医に向かって激しい闘争性

行動を起こしたが,電気刺激を止めるとすぐにおとなしくなった．このようないくつかの報告をみると,扁桃核は闘争性をひき起こすため非常に重要な部位であると考えられるが,闘争性行動の調節には,この神経核だけがかかわっているのではないというのが,一般の考えである．

激烈な闘争性を示す患者で,また極度の抑うつ状態にある患者で,快楽に関係する中隔と扁桃核の神経細胞を活動化させた場合,あるいは海馬と扁桃核がはたらいて嫌悪感を起こした場合,それぞれの神経核の活動を抑制すると,それに応じて情動を正常に戻すよう大きい効果があったというから,脳の神経核の構造,連絡,活動はすこぶる複雑で,一応もっともらしい話を聞いても,全体としてみるとまだわからないことばかりである．

脳の解剖学は確立した事実を示すようであるが,前述のように機能活動とからみあわせて考えると,解剖学の知識は意外にもあいまいなものだといえる．実際に解剖によってわかるのは,生体が死んだ時点での状態であり,あるいは死後の変化をからめた像である．このことは,他の分野の科学的な知見にも当てはまるだろう．

つまり科学は,機械論的な方法で分析できる現実,あるいは過去の一面だけを自然の世界から選び出して観察するものであるから,それらしくまとまった知見が得られるのである．物理学者のD. ボームがいうように,概念の限られた円のなかで考えると疑問の範囲が限定されるから,そして疑問の範囲が限定されると,その答も限定されることになる．

脳のいとなむ精神現象は,いままでの知識の限界を越えて,その真相を垣間みることさえまずないと思われるブラック・ホールに潜んでいるのかもしれない．

10.7 ホルモンと闘争性行動

ホルモンが闘争性行動に関係することは広く知られている．ずいぶん古くから,睾丸をとってしまった家畜がおとなしくなることが認められている．雄のシカは繁殖期になると闘争的になり,性行動がさかんになる．しかし去勢すると,こうした行動がなくなる．だから闘争性の行動をするようになるのは,オ

スの性行動の発現が関係しているともいえよう．このようなことから，ヒトでも去勢で過激な闘争性行動が少なくなると考えられていた．ところがその行動の型について精細な観察はないし，また観察する機会もほとんどない．一つの方法として，ヒトに男性ホルモン（テストステロン）の分泌を抑える薬物を投与したらどうなるかという実験が試みられた．この場合，血液中の男性ホルモンの値が正常の半分以下にまで下がっても，行動に対する影響はまちまちで，一定の成績が得られなかった．

ホルモンが脳内の神経伝達物質の働きを変え，これによって覚醒の程度が高まって，怒りや激しい行動をうながすことも考えられる．去勢して元気のなくなったネズミの視床下部にテストステロンを埋め込むと，闘争性行動をとり戻すという報告がある．ここで一つ問題になるのは，テストステロンそのものがはたらくのでなく，このホルモンによって何かの神経伝達物質，あるいは脳のホルモンの分泌に変化が起こって，その動物に闘争性行動をうながすのではなかろうかという推測である．

これについて，ノルアドレナリンの産生がふえ，その利用が多くなるという学者がいるし，ドーパミンの変化がとくに重要だと主張する学者もいる．しかし，闘争性行動に決定的な作用をもつ脳のホルモンはまだ見つかっていない．

男性ホルモン以外に，副腎から分泌されるステロイドホルモン（ヒトではコーチゾル）も闘争性に関係すると考える学者もいる．手術によって副腎を摘出してしまうと，闘争性が低下するからである．しかしこの場合，手術を受けた動物の全身の代謝活動が著しく悪くなり，はなはだしく衰弱するから，それにともなう当然の結果であろう．一方，副腎皮質ホルモンを注射すると元気がよくなり，闘争性も高まるというが，こうした知見は必ずしも副腎と闘争性との関係をはっきり示すものではない．また，非常に狂暴なサルで血液中の副腎皮質ホルモンの濃度が高くなっていても，ホルモンが多いため闘争性になるのか，そうでなく暴れまわるためホルモンの分泌が異常にふえるのか，その因果関係は明らかでない．

血液中の副腎皮質ホルモンの値は下垂体からのACTHの分泌に応じて変わるから，ACTHの働きについても考えなければならない．大量のACTHを注

射したマウスは闘争的になる．しかし，ヒトではこのような実験をすることができないから，動物で観察された結果をそのままヒトに当てはめることは問題である．臨床では，うつ病の患者でACTHの値が高くなるようなことがあっても，その人が闘争的になることはまずない．

要するに，男性ホルモンと副腎皮質ホルモンが闘争性行動の発現に直接かかわっているとは考えられない．しかし，その行動を起こしやすくする素質をつくっているかもしれない．何か不愉快なこと，実際にありもしない悪口などをさんざんいわれると，怒って喧嘩のもとになるだろうが，そのときにわかにテストステロンの分泌がふえるわけではない．CRF-ACTH系の活動化はすぐに始るだろうが，この場合にも，このホルモンが喧嘩の動因としてはたらくとはいえない．脳にはたらくACTH，あるいはその類似化合物をヒトに注射したとき，たとえ喚起覚醒状態が高まっても，闘争を起こすような激しい興奮をうながすことはない．

闘争性にホルモンの分泌が多かれ少なかれ関係することは充分考えられるが，どのホルモンがどのように作用して闘争性行動を起こすのかは，まだはっきりしたことがわかっていない．闘争的な素質をホルモンが形成するとも考えられるが，この問題も今後の研究にまたなければならない．

11. 脳の発達

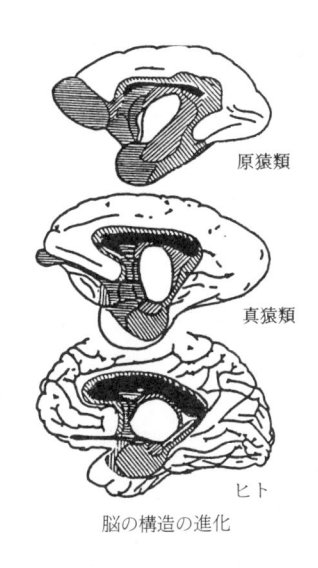

原猿類

真猿類

ヒト

脳の構造の進化

11.1 野生児

　聾のお婆さんと2人だけで暮らしていた盲目の娘は，人のいうことが何もわからず，口がきけないし，まわりの人たちから白痴とみられていた．年のころは15歳くらい．たまたま老婆の死に立ち会った牧師が，この身よりのない娘を自分の家にひきとって世話をした．

　はじめはわけのわからない異様なうめき声を出すだけだったが，娘を助けた牧師の教育でことばが少しずつわかるようになり，ほほえみをうかべるようにもなった．精神的にも知的にも発達して，だんだん一人前の女性として育てあげられ，加えて眼科医の治療で目が見えるようになった．牧師はこの娘に深い愛情を覚えたが，牧師の息子とのあいだに愛が芽生えた．その葛藤のなかで，娘は死を選ぶ．

　これはいうまでもなく，アンドレ・ジイドの『田園交響楽』のストーリーで，1919年に刊行されている．

　その翌年の1920年に，インドのカルカッタの西南にあるゴダムリという村落に近いジャングルのなかで，オオカミによって育てられている2人の少女が，

シング牧師によって発見された．一人はおよそ8歳，いま一人は1歳半くらいで，シング牧師はこの2人を孤児院に収容して，生態，ことに人間社会への適応をくわしく観察した．その内容は『狼に育てられた子，カマラとアマラの養育日記』(J. A. シング著，中野善達・清水知子訳，稲村出版)に，日を追って記載されている．カマラ，アマラというのは，この牧師が少女たちにつけた名前である．

オオカミの手で，ペットのようにして育てられてきた子どもたちは，人間の社会をまったく知らず，ただオオカミと同じように生きていた．食物は生の肉と乳だけ，四足で非常に速く走るが，両足で立ち上がることができなかった．気にいらぬことがあると嚙みつき，爪でひっかいた．昼間は生気がなく，なにごとにも無関心だったが，夜暗くなると目がぎらぎら光って活動的になり，夜中のきまった時間に3回，非常に高い調子で叫び声をあげた．

小さいほうの娘は1年足らずで死んだから発育のくわしいことはわからないが，大きい娘はその後9年間生きていた．その間シング夫人がいっさいの世話をし，いろいろなことを教えた結果，人間の赤ちゃん程度のことはわかるようになった．しかしその進歩は遅く，多少の理解力が得られるようになったにすぎなかった．

11.2 幼若期の教育

胎児の脳の発達をみると，図11.1にみるように，出生時にはほぼかたちが整っている．しかし，脳と精神の発達を考えるとき，何よりも最初に重要な問題は，この野生児の話でわかるように幼若期における教育だろう．スペインの神経生理学者デルカルトは，コッホとケスラーの著書『生物医学の悪夢』(宇野昌人・堀映訳，朝日選書)のなかで，次のように述べている．それによると，生まれたばかりの赤ちゃんの脳は，はじめはただの「見取り図」であるにすぎないが，その見取り図はその後のさまざまな経験や感覚，印象によって満たされていく．神経生理学の立場でみると，出生時には脳の90％は未発達である．もし，さまざまな感覚，印象がなければ，神経細胞や脳の神経回路だけでは人格が形成されない．しつけ，ことばを換えると教育によって人格ができていくの

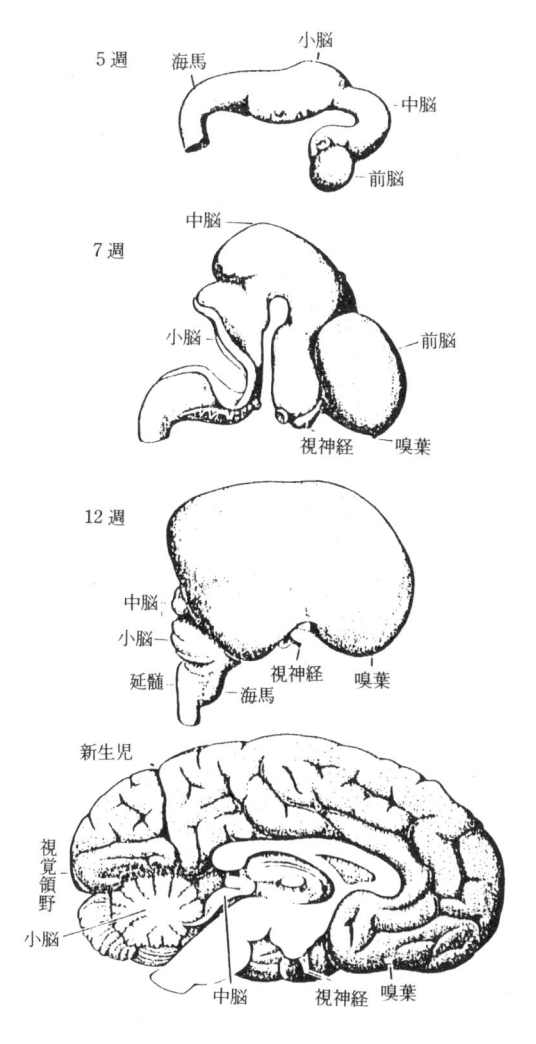

図 11.1 胎児の脳の発達

である．

　人間はありのまま，自然の状態においたほうがよいという人もいるが，ありのままの自然といったものは，現実の社会において考えられない．ヒトの行動には，社会をかたちづくるために必要な規律があり，それは人類の保全のために欠かすことのできないものであるから，適切な教育によって自己をその社会形態に順応させなければならない．そのためには，幼若期の精神の発達に応じ

て効果的な反応様式を発現できるようにしてやることが必要であり，まず何よりも家庭において，あるいは他の人との広い接触によって社会精神を培うことが必要である．

セント・ジェルジも，教育について，個人の価値観，すなわち何が生きるに値するもので，何が生きるに値しないものであるかという個人の価値観は，ごく幼少の時期に決定される．つまり，人間というものの生き方は，ごく初期において決定的な影響を受けると述べている．

実際，幼若期を過ぎた人のこころやからだを変化させることがどれほどむずかしいかは，先に述べたオオカミに育てられた子どもの例をみるとよくわかる．ことに成人になってから，すでに形成されてしまった非社交的な性格を変えることは不可能に近い．傲慢不遜な人を従順で温和な性格に変えるのも，きわめてむつかしい．生命の法則に従うことに馴れさせることができるのは幼少期だけだから，この年代にどのように教育されるかが重要である．

生まれてからの何年間かは，主として両親の教育によって子どもの精神が形成されていくから，教育は，まだ一般社会の環境からの影響がほとんどない時期から始まっているといえよう．幼少時の経験と学習が将来の人格を決定する要因として決定的に重要であり，たとえ脳が遺伝子の働きに従ってきまった形態に発達しても，その内容は，経験と学習の影響をうけてさまざまな形に変容するのである．もし適当な刺激がなければ，野生児のように，成熟後の教育だけではとうてい人として本来あるべきこころをつくり上げることはできない．

子どもにとって時間の価値は，成人のそれとはまったくちがっている．かりに，30歳の大人の一日の経験を，1歳の幼児の一日と比べると，子どもは大人の10倍も20倍も多くの新しい経験をもっている．この貴重な幼少期に，適当なこころの教育が与えられなければ，将来に及ぼす影響は非常に大きい．子どもに直接に接するのは親，ことに母親であるから，親は次代の文化にも間接ながら大きい影響をもつことになる．それにもかかわらず，現実にはこの問題はかなりなおざりにされているかのように思われる．

オオカミに育てられた野生児の脳に，解剖学からみて，あるいは生化学からみて，どんな変化があったかを知る由もないが，はっきりしていることは，幼

少期に人間としての経験と学習がまったくない場合，たとえ脳が大きくなってもヒトとしてのこころが何一つ認められなくなってしまっていたことである．これは解剖学や生理・生化学の領域をはるかにこえた問題である．

そこで以下では，ヒトの脳の正常な発達について述べることにしたい．しかしヒトの脳の構造が発達しても，その構造を活用する手がかりがなければ中味がないのに等しい．

11.3 脳の進化

多くの哺乳動物では通常，嗅覚がよく発達している．それに加え，聴覚のように遠方からの，また暗いところでのできごとを知る脳の働きが発達している．ところが，サバンナに出現し，両足で立つようになった人間では，遠方を見るため視覚が重要になり，それとともに嗅覚の働きが弱くなった．においで識別することが絶対に必要なのは，ものが腐っているかどうかを調べたりする場合である．もっとも，馥郁たる香り，玄妙な調べ，芳醇な味わいは，生活に多彩な歓びと潤いを与えてくれるが，それがなくては生きていけないというものではない．

動物が進化するとともに，体温をほぼ一定に保ち，代謝を調節するために必要な循環系や呼吸系が改善されて，それを支配する脳のしくみが変化した．代謝を調節するためには自分のからだのなかの状態をモニターしなければならないから，それに適合して視床下部に変化が起こったのである．

哺乳動物の脳の発達の経過からみると，発生学的に古い脳，すなわち旧脳，それをおおう表層の新しい脳，すなわち新脳とに大きく分けられる．その構造と機能については，伊藤正男氏の『脳の設計図』（中央公論社）にくわしく記述されており，関心のある方には同書をお奨めしたい．

動物が高等になるにつれて発達した新脳は，脳全体のかたちを大きく変えてしまった．だから新脳がどの程度大きくなったかで，脳の進歩を知ることができる．新脳は，敏捷な動作や知的な作業を営む部分であり，複雑な構造をもつ大脳皮質がそれである．この新脳の大きさを古い部分である脳幹部と比べると，成人では実に170倍であるのに対して，チンパンジーでは50倍にも及ばない．

脳の重さは必ずしも知性あるいは理性を示す指標ではないが，人類の長い歴史をふり返り，発掘された頭蓋骨から脳の大きさを推測すると，およそ次のようである．すなわち，300万年前のラマピテクスは300g，100万年前のオーストラロピテクスは450g，50万年前のホモ・エレクトスは900g，10万年あまり前のネアンデルタール人になると1300gにふえ，現代人ホモ・サピエンスでは1400gが標準である．しかし，ここにあげた原人類と旧人類の年代や脳の大きさについては，人類学者によってかなり意見のちがいがあることを付け加えておきたい．

原人類のホモ・エレクトスから旧人類のネアンデルタール人になると，この数字にみるように，脳が大きくなったばかりでない．頭，骨，歯，眉の上の突出部が変わって，野獣らしい顔つきがうすれた．額と後頭部とが丸味をおびてふくらみ，頭蓋骨が全体として球形に近づいてきた．しかし現代人に比べると，顎が突出しており，顔は細長く，眉の上の隆起が目だっている．前頭部の発達はまだ不充分だった．

このような頭のかたちは，すべて発掘された骨にみられるものであって，脳の実質，ことに大脳皮質の構造についてはわからない．

大脳皮質にはたくさんの溝があって，一面に皺ができており（図7.1），これによって皮質の容積をできるだけ広くし，小さい場所につめ込んでいる．人間が人間であることは，このような大脳皮質の発達によって得られたのである．しかしその発達の経過を，すでに消滅した旧人類と比べて考察することはできない．

11.4 脳の成長

新生児の体重はふつう3kgくらいである．そのとき脳の重さはおよそ380gである．ヒトの胎生期間は平均266日で，これはゴリラとほぼ同じだが，ゴリラの体重は生まれたとき2kg以下で，脳の重量は130gが平均とされている．

成人の体重は65kgあまり，例外として200kgにも及ぶヒトもあるが，脳は1400gを少し越える程度．一方，ゴリラの体重は超重量級のヒトなみで200kg，しかし脳は500gで，ヒトとゴリラとの間に大きなちがいがあることはいうま

11.4 脳の成長

でもない．

　新生児から成体になるまでの脳の重さの増加は，ヒトもゴリラもともにほぼ4倍であるが，体重はヒトで20倍に増えるのに対して，ゴリラでは100倍になる．また，生まれたときの脳重量と体重との比をみると，ヒトでは13％近いが，ゴリラはその半分の6.5％である．

　ヒトとゴリラを比べた場合，脳の成長に非常に大きなちがいがあることを，これ以上いう必要はなかろう．ただここで，レーザー光線の発見で1964年にノーベル物理学賞を受けた C. H. タウンスの意見を紹介しておこう．

　　人間をもっと小さく，長命にしなければならない．昔は肉体労働や，敵と闘う腕力をそなえる必要から，それ相応に大きくならなければならなかったが，知能の応用と道具の発達で，その腕力は余ってきた．一つの例をあげると，長期の宇宙飛行などには，体のサイズが小さくて寿命がうんと長ければ，きわめて都合がよいことになるだろう．

　近年，ヒトのからだの巨大化が問題になっているが，諺にいう「大男，総身に知恵がまわりかね」であっては，ありがたくない．先に図11.1で示したように，ヒトでは胎生3か月で大脳の発達がはっきりし始め，その後しだいに大きくなり，ことに胎生6か月から9か月までのあいだに急速に発達し，この3か月間におよそ80gから300gになる．近頃は医療技術の進歩によって，7か月の早産児でも無事発育させることができるようになったが，その子の脳の重量はわずか100gくらいにすぎない．

　脳の成長は生まれてからもどんどん進んで，生後6か月で1000g，2歳で1100gになる．小学校へはいる7歳では1350g，中学生になると成人の大きさと同じになる．したがって，生後2年あまりのあいだは，脳の発育にいちばん重要な時期である．

　新生児の脳をみると，神経細胞がまだ未熟で，細胞から出る突起がよく発達していない．だから，神経線維の連絡回路もできていない．神経細胞が活動を発現するための活性化学物質をつくることもできない．神経細胞がそれぞれの細胞に固有の物質をつくって機能を営むようになるのは，主として出生後の発達によるのである．

人間の赤ちゃんを他の哺乳動物に比べたとき，とくに目立つことの一つは，ヒトはまだきわめて未熟な状態で生まれることである．もう少し生育して，他の哺乳動物のようにかなり自由に動けるようになってから生まれたほうがよいかもしれないが，そのためには妊娠期間がもう1年あまり長びき，少なくとも2年を必要とするだろう．つまり，人間は生理的にみて1年あまり早産をしているのである．

　妊娠期間の長い動物の例をあげると，インドゾウは21～22か月で，新生動物は肩幅が1mもあるし，体重も100kgになっている．マッコウクジラをみると，妊娠期間が約16か月で，子クジラの身長はおよそ4mもある．こうした動物は生まれてすぐ活発に活動することができる．

　ヒトの子はどうして未熟のまま生まれるのか．これは女性の骨盤の大きさに関係している．胎児の脳はすでにかなり大きく発達しているから，頭が子宮から膣を通って抜け出ることのできるうちに分娩してしまうのである．こうして生まれた生理的早産児は，母親の体外でおよそ1年間庇護をうけて育てられて，ようやく他の哺乳動物の出生時に似た状態になる．

　ヒトの脳の神経細胞はおよそ140億あると推算されているが，これはすべて胎生期にできる．もともと一つの細胞から始まって，33回分裂をくり返してこの数になるのであって，もし脳の細胞がもう1回余計に分裂したら，細胞の総数は現在の2倍になって，巨大な頭をもち，現在の人類よりはるかに知能の発達した「新人類」が生まれるかもしれない．こうした脳細胞倍増方法を考える人がいるかもしれないが，そんな頭の大きい子どもができたら母親の産道を通ることができないから，こうしたかたちの新人類が出現する可能性はありえない．

11.5　脳のホルモンの発達

　幼若な子どもで脳が発達するというのは，一つには，神経細胞が大きくなり，細胞から細い突起が出て，細胞と細胞とを連絡する網の目，すなわち神経回路をつくることである．これらの線維の終末が他の神経細胞と接合する部位をシナプスといい(図5.1)，その数はおそらく500兆もあるだろうといわれている．

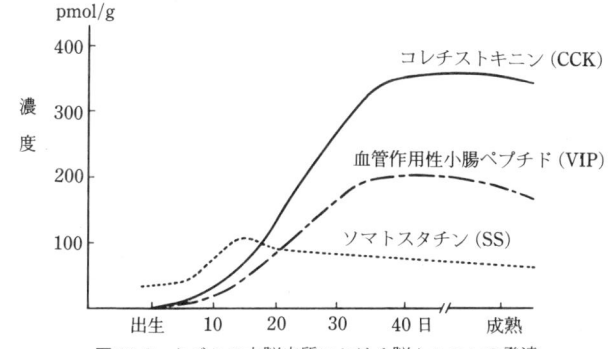

11.5 脳のホルモンの発達

図 11.2 ネズミの大脳皮質における脳ホルモンの発達

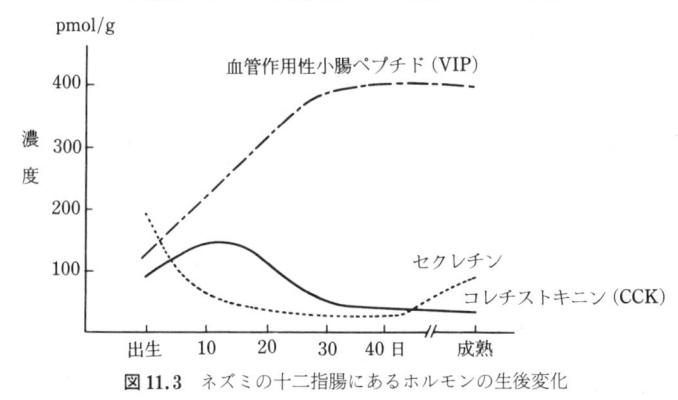

図 11.3 ネズミの十二指腸にあるホルモンの生後変化

　いま一つは，おのおのの神経細胞が，それぞれの細胞に特有な化学物質，すなわち酵素や広い意味でのホルモンをつくるようになることである．どの細胞がどんなホルモンをつくるようになるかは，その細胞ができる前からすでに企画ずみで，その設計通りに発達していくのである．

　先に述べたように，脳にあるホルモンはすべて消化管にもあって，その数は現在わかっているものだけでも60種くらいに及んでいる．こんなにたくさんなホルモンの一つひとつについて，出生後の発達のパターンを調べることはとうてい不可能な仕事であるし，また，たとえそんな研究をしても，どれだけの意義をもつ成果が得られるか疑わしい．ただ，ここには，一，二の例をあげて，脳と腸でのホルモンの発達を比較するにとどめたい．図11.2はネズミの大脳皮質，図11.3はネズミの十二指腸でのホルモンの生後発達を画いたものである．

とくにこの図でコレチストキニン（CCK）と血管作用性小腸ペプチド（VIP）を選んだ理由は，後章で述べるように，この二つのホルモンが大脳皮質に著しく高い濃度で含まれているからである．二つの図を見比べてわかるように，腸管では出生直後すでにかなり大量のホルモンがあって，生育するに従って濃度がさらに高くなるものもあるし，逆に低くなるものもある．

　生まれるまで胎児は母親の子宮のなかで胎盤を通して栄養を受けているから，消化管はあっても，ないに等しい．しかし出生後は乳を吸い消化し，栄養素を吸収しなければならない．この消化と吸収に必要なホルモンは，生まれる前からあらかじめ準備されているのである．

　一方，ネズミはヒトに似て，未熟なまま生まれる．もともと人間の祖先動物を探ると，ネズミと同じ系統の動物から進化してできたと考えられているだけに，いくらか共通した点がある．生まれたばかりのネズミのからだには毛がなく，皮質がうすく透きとおって赤い色をしているから，いかにも赤ちゃんらしい．からだに毛が生え始めるのは出生後5日，歯の生え初めが9日，それまでつむっていた目を開くのは15日で，21日になってようやく離乳する．いわゆる思春期になるのは生後5週間より少し前である．

　出生後このような発達の経過をとっているから，脳の活動もそれに応じて徐々に進行していく．そこで脳のホルモン，ことに大脳皮質にとくに多いホルモン含量をみると，先に図11.2に示したように，生まれたときCCKもVIPもともになく，生後2週間くらいから急速にふえて，思春期と思われるころ成熟動物の値に達する．

　これに比べて，大脳皮質の働きにあまり関係のないホルモンは，生まれたときすでにある程度含まれている．からだ全体の活動の調節や成長に関係するホルモンは生まれ出たときから必要であるから，当然のことといえよう．図11.2にはその一つの例として，ソマトスタチンと名づけられるホルモンの濃度が生後どのように変わるかを描いておいた．

　これに似た脳のホルモンの生後変化は，人間にもみられるものと考えられている．ことに，大脳皮質に特有なホルモンが産生されるようになる過程は皮質の神経細胞の発達に結びついているから，幼若期の教育が人格の形成に決定的

11.6 先天性の欠陥と近親交配

な影響を及ぼす過程に，ホルモンの産生がかかわっていることを示唆するようである．

11.6 先天性の欠陥と近親交配

　脳の発育過程で何か大きな支障があると，神経細胞の発達が充分に進行しないことがある．それ以外に，先天性に遺伝子の欠陥のため，つくるべきホルモンや酵素がからだにないことがある．生まれつき下垂体後葉ホルモンのバゾプレシンが産生されない遺伝性の欠陥動物として尿崩症ネズミのあることは，学術的によく知られており，このような遺伝子の欠陥について専門家による研究が進められている．

　ヒトでも，フェニルアラニンというアミノ酸の代謝を司どる酵素のない先天性の病気があって，そのため尿にフェルニルケトンと名づける化学物質が排出されるので，これはフェニルケトン尿症という病名で呼ばれている．この患者には幼少時から特別な治療をしないと，脳が侵され，知能が著しく低くなり，けいれんを起こす．同じような病気はほかにもいくつかある．

　私たちが動物実験をするときは，極力，純系の動物を使わなければならないことになっている．これについてある化学者は，化学実験をするとき純粋な試薬を使うのは当然のことであり，不純物が混った試薬を使っておこなった実験が間違った結果を生むのと同様に，実験動物は完璧に純系といえるものを使わなければいけないという．ところが実際に，そんな動物があろうはずがない．これは生物を物質として取り扱おうとする基本観念の誤謬である．しかし現実の生物実験で，雑種の動物でおこなった実験は，論文としての発表が受理されない習わしになってしまっているから，やむをえない．それでネズミやマウスに近親交配をくり返し，いわゆる純系動物をつくっている．ところがこうした特殊な純系の動物にみられる生物反応は，その系統に特有なものになってしまい，他の系統の動物でもまったく同じ反応がみられるとは限らない．動物を純系化するということは，その系統を優秀なものにするというのではなく，場合によってはその動物のもつ遺伝性の弱点をはっきり露見させることにもなる．

　ある研究機関で，100代近くにわたって近親交配をつみ重ねたいわゆる純系の

ネズミについて，知的行動のテストをすると，「総白痴」ともいうべき状態になっていた例がある．実際には，雑種の自然態のほうが生物学的に強い適応能力をもっているのである．

　日本人は単一民族であるから多民族で構成された国より知的水準が高い，などということはありえない．これは，かつてヒトラーがゲルマン民族は世界で最も優秀であるから，ドイツはゲルマン民族だけによって構成されるべきであり，すべてのユダヤ人をなくしてしまうよう命令したのに，どことなく似た考え方である．

　日本人自体は，北方系のアイヌ，南方の島々から渡来したもの，さらにそれより多く大陸から移住した人たちで構成されており，日本の文化や思想は大陸から伝来し，明治以後は欧米からはいったものがきわめて多い．このような人とその思想・技術の交流によって，わが国の文化が拓けたのである．

　明治時代はヨーロッパの文化を受け容れるために国をあげて努力した．医学の領域でも多数の外国人がわが国に招かれたが，エルウィン・ベルツ博士(1849-1913)もそのうちの一人である．彼の日記のなかに，「日本では今までの科学の成果のみを受けとろうとし，その成果をもたらした精神を学ぼうとしない」と記している．それがいかに明治という発展途上時代であったとはいえ，たしかに学問の底流にある精神を学ぶのでなければ，いつまでたっても模倣性に富むという日本人観から逃がれえないだろう．

　かつてマッカーサーに，日本人は7歳の子どもだとあざけられたが，その後50年近くたったから働き盛りになったはずである．「人は年をとったら，若いときよりそれだけ多く仕事をするのが本当である」．これはゲーテの言葉である．いま日本は，国際的にそうした役割を果たす時期を迎えている．

12. 大脳皮質ホルモン

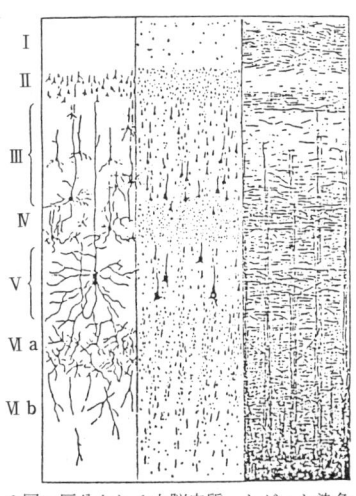

6層に区分される大脳皮質．ちがった染色法で細胞体と神経線維の分布を示した図．

　脳では数十種類に及ぶ多数のホルモンがつくられ，脳内に広く分布しているが，その濃度は部位によって大きくちがっている．そのすべてについて，くわしいことがわかっているわけではないが，ここに大脳皮質に見出されたホルモンの名をあげると，次のようである．

　　コレチストキニン（CCK）
　　血管作用性小腸ペプチド（VIP）
　　ソマトスタチン
　　ACTH 放出ホルモン（CRH）
　　膵ポリペプチド（PP）
　　神経ペプチド Y（NPY）
　　FMRF アミド
　　サブスタンス P
　　ニューロテンシン
　　ダイノルヒン
　　カルシトニン遺伝子関連ペプチド

今後研究がすすむにつれて,もっとたくさんのホルモンの名を書き加えなければならなくなるだろう.

これらのホルモンには,大脳皮質以外の部位でできて,神経線維を通して皮質へ運ばれるものが多い.皮質にある神経細胞で産生されることがはっきり証明されているのは,CCK と VIP,ほか二,三にすぎない.ここに記した二つのホルモンは,脳の他の部位に比べて,大脳皮質に格段に大量に含まれている.それではいったいどんな働きをもっているのだろうかというと,ほとんど何もわかっていなかった.そこで私は大脳皮質ホルモンともいえるこれらのホルモン,ことに CCK について生理的な研究を始めた.もう 10 年あまりになるが,大学の現役教授とちがって実験を手伝ってもらう人手がないので,思うように仕事がはかどらない.

しかし,脳のホルモンの研究といえば,ほとんどすべての学者が視床下部のホルモンについて実験をしているのとちがって,大脳皮質,とくに前頭葉についてホルモンの研究をすることは,新しい分野を拓く興味がある.ここには専門的な話を避けて,概略を紹介することにしたい.

12.1 脳のコレチストキニン

「太った豚であるよりは痩せたソクラテスであれ」という言葉がある.もっとも,ソクラテスが世にもまれな悪妻をもっていたことは,2500 年後の現在にいたるまでいい伝えられているから,この偉大な哲学者は家庭内の烈しいストレスによる消化器障害によって痩せていたのかもしれない.もっと端的には「馬鹿の大喰い」という.では,食欲がどれだけ才知に影響するのだろうか.

現在の脳生理学では,食欲と飲水の中枢が視床下部にあって,これらの中枢の働きを調節するホルモンについて明らかにしている.

食欲は,空腹感を起こしてやたらに食べるようにする摂食中枢と,飽食感によって何も食べたくないようにする飽食中枢との相互作用によって調節されており,適当に食べ,そして食べ飽きる.この二つの中枢の働きにはいろいろな化学物質が影響するが,そのなかでもとくによく知られているのが CCK で,このホルモンは飽食中枢にはたらいて,一時的ながら食欲をなくしてしまう.

12.1 脳のコレチストキニン

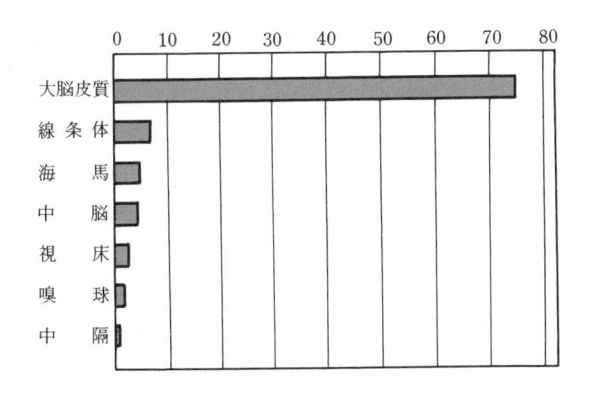

図12.1 ネズミの脳内CCKの分布(%)

(グラフ：大脳皮質 約75、線条体、海馬、中脳、視床、嗅球、中隔 はいずれも数%)

　CCKはもともと消化管ホルモンとして発見され，胆嚢を収縮して，そのなかにたまっている胆汁を小腸に出し，また膵臓から消化酵素を分泌する働きのあることがわかっていた．ところがおよそ10年前に，このホルモンが高等動物の脳に大量に含まれていることがわかり，その濃度は大脳皮質で著しく高く，図12.1に示すように，ネズミでさえ脳にあるCCK全体の3/4が大脳皮質にある．ヒトでは大脳皮質が大きく発達しているから，脳のCCKの大部分が皮質にあるといってもよい．しかもCCKは前頭葉で最も濃度が高いから，前頭葉がかかわる理性的な判断，洞察力，創造性などに，CCKが関係しているのではないかと推測される．

　ここで一言つけ加えておきたいことは，脳にあるCCKのおよそ90％はアミノ酸8個のペプチドで，これをCCK 8と略している．これ以外にもっと分子の大きいアミノ酸58個のCCK 58，33個のCCK 33，またCCK 8から分かれてできたアミノ酸4個のCCK 4もいくらかある．このCCK 4は量こそ少ないが，CCK 8とはちがった生理作用をもっている．しかし何といっても重要なのはCCK 8であるから，これについて述べることにしたい．

　こうしたことから私が脳のCCKについて研究を始めたころには，アメリカの一部の学者が大脳皮質のCCKは食欲を抑えるためにあると強調しているにすぎなかった．それは確かであるが，CCKの作用が食欲の調節だけだとは現在，誰も考えていない．

　私は最初に，CCKが行動に対してどんな作用をもつかを調べた．CCKが食欲

を抑えることはともかくとして，このホルモンには強い鎮静作用があって，いわゆる覚醒剤のアンフェタミンや TSH 放出ホルモン（TRH）による興奮を抑えるほか，軽度ながら体温を下げ，麻酔薬による睡眠時間を長びかせることがわかった．また，脳にあるモルヒネ様物質としてのエンドルヒンの作用を強く抑えた．

ところで鎮静作用がどうして起こるかというと，先に述べたドーパミンの働きを強く抑えるためであることがわかった．そうであれば，ドーパミンの活性が異常に高まっている病的な条件の下で CCK を作用させると，その障害がなくなり，正常に戻るかもしれない．実験結果としてはこのような成績が得られたものの，臨床に応用するには尚早だろう．ヒトの場合，ドーパミンの活動だけが高まることはおそらくないだろうし，もしその活動が長期間にわたって変化するときには，脳の各種の活性物質の産生や作用にも変化が起こると考えなければならない．

さらに，CCK の鎮静作用には，ガンマ・アミノ酪酸（GABA）という神経細胞の活動を抑制する物質もかかわっていることを私どもは知ったから，ドーパミンに対して直接に働くだけとはいえない．

12.2 ホルモンの相互作用

脳のホルモンの研究にあたって，いつも心得ていなければならないのは，そのホルモンを動物に注射したときみられる行動やからだの働きの変化が，注射したホルモンそのものによって起こるのか，あるいは別の仕組みを介して二次的に現れたものかを，よく見きわめることである．

簡単でわかりやすい例をあげよう．ACTH 放出ホルモン（CRH）を動物に注射したとき，たとえ血液中の脂肪酸やブドウ糖が多くなっても，その変化が CRH そのものによるとはいえない．実は CRH が ACTH の分泌をうながし，ACTH によって副腎皮質や脂肪組織が刺激された結果，血液の成分に変化が起こるのである．

脳のホルモンの生理的な役割を知ろうとする場合最もむずかしいのは，他の脳のホルモンや以前から知られている神経伝達物質との相互作用である．数十

12.2 ホルモンの相互作用

種類に及ぶホルモンの多様な組み合わせを想像するだけで、まったくうんざりしてしまう。だから私たちは、きわめて断片的な知見を得ているにすぎない。

一つの例をあげてみよう。エンドルヒンには鎮痛作用があるし、ムードに影響する一方、このホルモンを動物に大量に注射すると全身の筋肉に強直を起こす。ところがCCKをエンドルヒンと同時に与えると、鎮痛効果が弱くなり、筋肉の強直も起こらなくなる。もしCCKの作用をなくしてしまう物質を動物の脳に注射しておくと、エンドルヒンの効果が著しく強くなるから、エンドルヒンに対するCCKの抑制作用はおそらく生理的なものと思われる。それでは、CCKがエンドルヒンの効果を弱めることに、どんな意義があるのだろうか。これについては今後の研究が期待される。

食欲に関しては、前述のようにCCKが飽食感を起こすが、エンドルヒンは食欲を刺激する。またあとで述べるように、CCKは記憶に重要な役割をもつが、これに反してエンドルヒンは記憶を妨げる。そしてエンドルヒンの作用をなくしてしまう薬物が記憶をよくする効果をもっている。

エンドルヒンは、ACTHとともに同じ大分子の母体物質からできて、分泌される。そこでCCKがACTHの分泌に対してどんな影響をもつかを調べると、これを脳内に注射したとき、ACTHの分泌に影響しないばかりか、血管作用性小腸ペプチド（VIP）によるACTHの分泌をむしろ抑制することがわかった。

これらの知見から推測すると、各種の刺激に反応してACTHが放出され、動機づけを始め、興奮性の行動を起こし、一方にはその衝撃を和らげるのにエンドルヒンが役立つが、これらの脳内活動の変化を適当に制御するのが大脳皮質のCCKであるといえよう。

CCKはドーパミンの作用を抑えるが、VIPに対しても逆の働きをもっている。VIPはその名前に小腸という文字がはいるから脳ではそれほど大きい意義がないような印象をうけるかもしれないが、CCKとともに大量に大脳皮質に含まれているホルモンである。ネズミで調べると、脳内に含まれているVIPは総量の2/3が大脳皮質にある。

VIPの作用として最初にわかったのは、小腸の血管を広げることである。こ

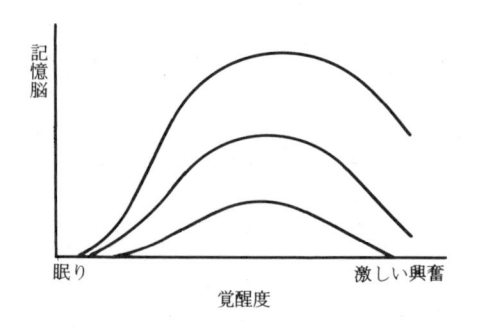

図 12.2 覚醒度による記憶能の変化
各個体の認知能によっても大きく左右される.

のホルモンは脳でも血管を拡張するから,俗にいう頭の血のめぐりをよくするのである.神経細胞の活動に必要なエネルギー源はブドウ糖であり,VIP によってその利用がさかんになって,代謝が高まる.しかし,精神活動にどんな影響をもつかについては,まだはっきりした知見が得られていない.私どもの研究結果も,ここに述べるほどのものでない.

12.3 CCK の記憶効果

　CCK や VIP のように大脳皮質の神経細胞でできて,その濃度がとびぬけて高いホルモン,ことに前頭葉の皮質に多い CCK は,おそらく精神活動に重要な役割をもつだろうと推測される.しかしヒトでなく,実験室の動物について精神活動を調べるのは,無理難題である.現段階でただ一つ手がかりになるのは記憶である.

　記憶について先に,下垂体後葉ホルモンのバゾプレシンが促進効果をもっており,オキシトシンに逆効果があることを述べたが,その作用がどうして現れるのか,疑問が残されている.認知能は脳の全般的な覚醒状態に応じて変わるし(図 12.2),バゾプレシンがノルアドレナリンの活動を高めることが認められているから,記憶がこのホルモンの働きによって直接に高進するとはいいがたい.さらに,ドーパミン,セロトニン,ガンマ・アミノ酪酸などの活性アミンによって左右されることも考慮しなければならない.

　私たちは,各種の操作によって記憶を失わせたネズミに,CCK を注射して失った記憶が回復するかどうかを調べた.記憶をなくしてしまうためには,全身

12.3 CCKの記憶効果

の電気けいれん，炭酸ガスの吸入による窒息，タンパク質の合成を妨げる薬物の注射をおこなった．正常のネズミでは，このような処置によって，あらかじめ学習した記憶が完全になくなってしまった．ところが，微量のCCKを学習前，記憶喪失処置の直後，あるいは想起試験の前に注射すると，記憶が回復することを知った．

　この場合，CCKは脳のなかに注射しても皮下に注射しても，同じように効果があった．CCKそのものは血液中から脳のなかへはいりにくいことがわかっているが，皮下に注射したCCKがどうして脳に作用するのだろうか．この疑問について，おそらく迷走神経が情報の伝達にかかわっているのではなかろうかと考えて，横隔膜のすぐ下で迷走神経を切り取ってしまったところ，CCKの皮下注射による記憶改善効果がみられなくなった．つまり，腹部の自律神経が情報を脳へ伝達する経路になっているのである．

　次に，CCKとバゾプレシンとの関係をみるため，脳のCCKの作用を完全になくしてしまう特殊な薬物，あるいはCCKの抗血清を脳内に注射した．もちろん，これらの処置によって，ネズミの記憶力はすっかりなくなってしまう．そればかりでなく，バゾプレシンの記憶作用もみられなくなってしまった．逆に，バゾプレシンの抗血清で脳内のこのホルモンをなくしてしまったときには，CCKの記憶保持効果に影響がなかった．これらの結果からみると，記憶のホルモンとしては，バゾプレシンよりもCCKのほうがはるかに重要であると考えられる．

　脳の神経伝達物質として決定的に重要なのはアセチルコリンである．その拮抗物質，たとえばスコポラミンという薬物を注射すると，精神活動にはなはだしい障害が起こる．事実，ネズミの腹腔内にこの薬を注射すると，きわめて強い記憶障害がみられる．この記憶障害に対してCCKがどう作用するかを調べることは，この一連の実験で一つのキーポイントになるといえよう．結果は明白だった．CCKによってスコポラミンによる記憶障害が防げた．ことにCCKを2週間にわたって，1日に1 ng（1 ngは10億分の1 g）という微量を脳のなかに注入し続けるだけで，スコポラミンの影響がみられなくなった．

この種の実験で、ホルモンを1回注射するだけでは、そのホルモンが早くこわれてしまったり、血液中に流れ出てしまって、ややもすると効果がはっきりしない。そうかといって大量のホルモンを一度に注射すると、それが刺激になって、二次的な反応を呼び起こすことが多い。この点、ここに述べられた持続性の注入法は、きわめて微量で連続して作用するから、実験方法としてすこぶる有利である。私どもはCCKだけでなく、他の脳のホルモンや薬物の効果をみるため、この方法をしばしば使っている。

さて、スコポラミンを注射すると、脳のアセチルコリンの含量が減る。ところがネズミにあらかじめCCKを注射しておいて、それについでスコポラミンを与えた場合、前頭葉、側頭葉および海馬では、スコポラミンによるアセチルコリン含量の減少が防がれた。頭頂葉や後頭葉ではこうしたことがない。効果があった三つの部位は、一般に記憶過程に最も重要であると考えられているから、この実験結果もCCKの記憶作用を支持する知見の一つである。

先に述べた実験は、ネズミが夜行性動物であるから、暗いところを好んで明るいところを避ける習性を利用して、暗い部屋にはいったときケージの床に張りめぐらした電線に電気を流して、足に痛みを与える。ネズミはこれを記憶して、その後は明るいところから暗い部屋にはいろうとしなくなる。これを応用して記憶力を判定する方法で、学術的には受動性回避行動と呼ぶ実験方法の一つである。

これとは別に、あらかじめブザーで警告し、ブザーが鳴り終わると床面の電線に電流を通して足に痛みを与える。ケージの片端にネズミにとって恰好な逃げ場所として台を用意し、ブザーが鳴ったらその台の上に跳び上がって痛みを避けるように学習させる。これは能動性回避行動である。この実験で、ネズミが最初に回避行動を学習したあとで、ただ1回だけ微量のCCKを皮下に注射しておくと、その後10日間以上にわたって、回避反応をよく記憶していて、ブザーを聞くとすぐ安全な台に跳び上がる。対照実験として、CCKでなく生理食塩水を注射したネズミは、この回避反応をじきに忘れてしまう。

このほか、CCKについていくつかの記憶テストをネズミでおこない、また現

12.3 CCKの記憶効果

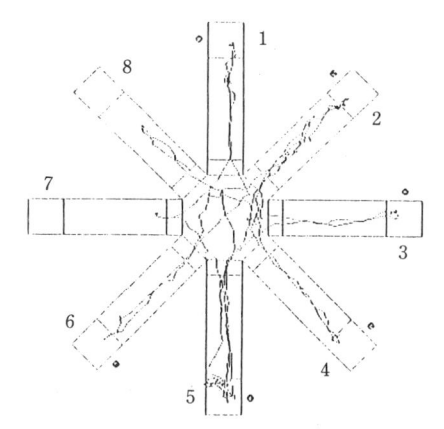

図12.3 ネズミの放射状迷路記憶試験
ネズミが走り回った経路が記録されている．

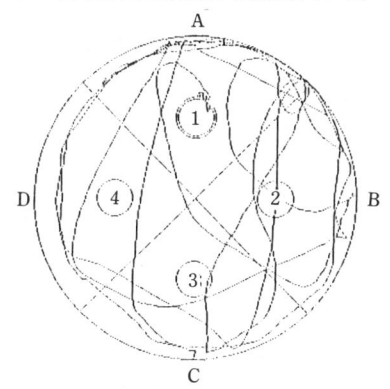

図12.4 ネズミのモリス型水中迷路試験

在ひき続いて研究を進めているが，このホルモンが失われた記憶をとり戻すだけでなく，記憶力を高めるにちがいないと考えられる．ことに最近，CCKの作用をなくしてしまう薬がいくつか発見されたので，これを脳に注射して受動性および能動性回避反応を調べると，ネズミはまったく記憶力を失って，いわば白痴ともいえる状態になってしまうことがわかった．

近頃，ネズミやマウスなどの小動物の行動をくわしく調べるため，ビデオカメラとコンピュータを組み合わせ，その結果を数値として記録する装置が使われるようになった．型式はメーカーによって多少ちがうが，これによっていろいろな実験ができる．一，二の例をあげると，図12.3は放線状迷路テストで，

あらかじめ空腹にしておいたネズミを中央におくと，餌のあるところを探して走りまわる．その走行経路を画いたものである．同じ実験をくり返すと，ネズミはどこに餌があるかをよく記憶する．図12.4はネズミの水中探索行動を調べた例で，図の①の位置に目で見えないプラスチックの透明な台を入れておいて，Cで水槽にネズミを入れると，あちこち泳ぎまわって，ついに①に台があることを知る．何回か同じことをくり返すと，ネズミはCからまっすぐに①に逃げる．この図はネズミをはじめて水槽に入れたとき，泳ぎまわる経路を画いたものである．このような記憶実験でもCCKは非常に有効である．

12.4 CCK 4の作用

いままで述べてきたCCKはアミノ酸8個でできたペプチドであるから，通常CCK 8というが，ここでは便宜上CCKと書いた．ところが，このCCK 8は分子が二つに分かれてアミノ酸4個のCCK 4になる．

CCK 4は大脳皮質にあるCCK全体のわずか5％程度にすぎないが，その行動作用を調べると，いろいろな点でCCK 8とは逆になっている．記憶について試験をすると，CCK 4は先に学習したことを忘れさせてしまい，想い出すことができなくなる．その仕組みについて調べたところ，CCK 4はセロトニンという神経伝達物質の代謝を高めることがわかった．セロトニンが記憶を妨げる働きをもつことは，最近明らかになった．なお，CCK 4による記憶の喪失はバゾプレシンを与えてもよくならないが，CCK 8で回復することがわかった．

ペプチド分子をつくっているアミノ酸がちょっと別のアミノ酸に入れかわるだけで作用に大きい変化が起こることは，バゾプレシンとオキシトシンをみるとよくわかる．CCK 8の場合，分子を構成しているアミノ酸の一つ，チロシンに硫酸基がついていると活性があるが，硫酸基のないものにはCCK 8としての生理的働きがない．また，8個のアミノ酸の最後の一つがはずれてCCK 7になると，このものはCCK 8の作用を妨げる．すなわち，拮抗物質に変わってしまう．CCK 4がここに述べたようにCCK 8とは逆の行動作用をもつことも，自然界には当然ありうることである．

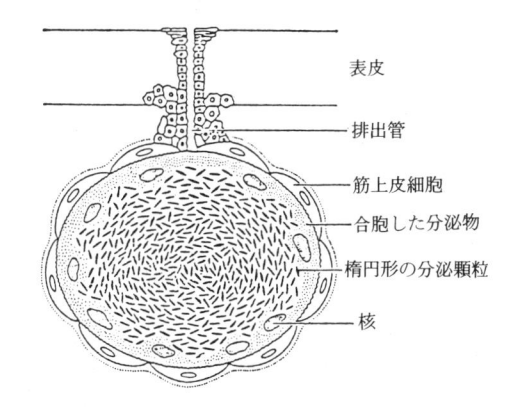

図 12.5 カエルの皮膚腺
セルレイン，ボンベシン，その他脳のホルモンに似たペプチドが分泌される．

12.5 セルレイン

各種のホルモンの系統発生について，動物学者によって研究がおこなわれている．哺乳動物の脳にあるペプチド・ホルモンのいくつかは，その元型が単細胞動物にも見出され，腔腸動物には CCK と同類のペプチドがある．また，カエルの皮膚腺（図 12.5）からも同じようなペプチドが分泌される．そのうちの一つで，オーストラリア産のカエルはセルレインと名づけるアミノ酸 10 個のペプチドを分泌し，その化学構造は CCK 8 とほとんど同じで，ただ二つ余分にアミノ酸が加わっているだけである．だから，その生物作用は CCK に似ているのではないかと予想される．

実験の結果，セルレインは CCK 8 よりはるかに強い効果をもつことがわかった．先に述べた受動性回避反応によって，ネズミで電気けいれんショックによる記憶喪失にどれだけ回復効果があるかを調べると，図 12.6 にみるように，CCK 8 は体重 1 kg あたり 100 または 1000 ng を皮下に注射したとき記憶の回復は完全でないが，同じ量のセルレインによって記憶がすっかりよくなった．

スコポラミンで記憶障害を起こした場合にも，セルレインを体重 1 kg あたり 2 μg 皮下に注射するだけで，記憶が完全に正常レベルに戻った．

ネズミの能動性回避行動でも，セルレインには著しい効果があって，学習の直後に体重 1 kg あたり 10 ng を皮下に注射するだけで，その後の記憶は 10 日にわたってよく保たれており，100 ng を注射すると 10 日後でも学習時と同じ高い反応がみられた．その実験の一例を図 12.7 に示した．

12. 大脳皮質ホルモン

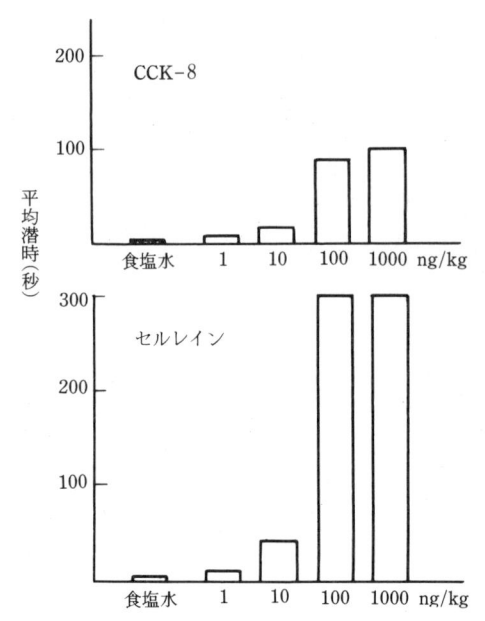

図 12.6 電気けいれんショックによる記憶喪失に対する CCK-8(上図)およびセルレイン(下図)の効果

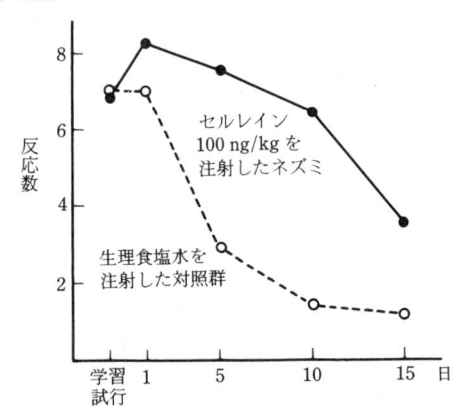

図 12.7 学習試行の直後にセルレイン100ng/kgを注射したときの能動性回避反応数

このような動物実験の結果をみると,セルレインは明らかに記憶を増進し,忘却を防ぐといえる.

学習と記憶は精神活動の出発点であり,これを元にして高次の機能が営まれることを考えると,生理的にはCCK 8,薬物としてはセルレインが脳の働きに

きわめて重要であると考えられる．

　要するに，記憶は精神活動の基盤であって，もろもろの行動は記憶によって左右される．この記憶に関して，近年コンピュータがめざましく発達し，ヒトの脳ではとうてい及びもつかないすばらしいものになっている．近頃，脳そのものをコンピュータの一つの模型として考えようとする人がふえているが，それがどこまでたどりつけるのか，楽観は許されない．その理由としてとくに重要な点は，神経細胞は半導体とちがって，それぞれの細胞に特有な化学物質をつくって，独自の働きを営むことである．

12.6　前頭葉皮質の除去

　高等動物の脳は非常に複雑な構造をしていて，それぞれの部位によって機能の分担がある．記憶に最も重要だと考えられているのは，海馬と名づけられる部位で，これは前脳の深い内部にある．しかし，海馬だけでなく，中隔だとか，扁桃核というところも，記憶に関係するといわれている．

　大脳皮質はどうか．記憶に関係するのは主として側頭葉であって，前頭葉，とくにその前の部分で前頭前野という部位は，思考，創造性などの高次の精神活動を営む部分とみなされている．もし，前頭葉を切り取ってしまったらどうなるだろうか．これについてポルトガルの A. モーネス (1874-1955, 1949 年にノーベル賞受賞) は，前頭葉の一部を切除すると精神分裂病がよくなるのではないかと考えて，いわゆる「ロボトミー」の手術をした．これによって狂暴な患者を一時的に鎮静化する効果があった．ところが，手術をしてから月日がたつにつれ，患者は無気力になり，思考力と判断力がなくなって，環境に適応した行動をとることができなくなってしまった．人間性をすっかり失ってしまうのである．精神病の治療法として最悪の方法であるとして非難されるようになってしまった．

　ところでもし，前頭葉皮質のない動物をつくったらどうなるだろうか．私たちはネズミで，前頭葉の皮質だけを吸引によって取り除き，それより深い部分を絶対に傷つけないよう，慎重に手術をした．2週間たって手術による直接の影響がなくなってから調べると，TRHや覚醒剤のアンフェタミンに強く反応

して，激しく動きまわるようになった．加えてCCKによっても著しい興奮が起こった．この事実をどう説明したらよいのだろうか．おそらく，正常な大脳皮質にあるCCKは抑制作用をもつ神経細胞を興奮させ，鎮静作用を発現するが，前頭葉の皮質を取り除くと，この抑制物質も同時になくなってしまい，下位にある構造の活動を高めることになるのではなかろうか．また，前頭葉に分布するドーパミン神経がなくなった場合，前頭葉の支配する部分に分布しているドーパミン神経が過敏になることも関係しているであろう．さらには，CCK 8とガンマ・アミノ酪酸との関係を考えなければならないが，話が専門的になってしまうから，これは割愛することにしたい．

ところで，前頭葉の皮質を除去したネズミでいろいろな記憶実験をしたところ，結果はすっかりだめだった．何も記憶していないのである．このだめなネズミにCCKを与えても，効果がなかった．つまり，CCKは前頭葉が健全であれば記憶にきわめて有効であるが，前頭葉がないときには役立たないのである．このことは，海馬が記憶の中心であるという説を必ずしも否定するのではないが，海馬だけが記憶を決定するのでなく，その働きが他の部位，この実験では前頭葉との連絡があってこそ営まれるものであることを示している．

脳はいろいろな部位が互いに緊密に連絡して健常な活動をするものであり，ただ一つの限られた部位をみていても，全体の活動を知ることはできない．

13. 教えることと学ぶこと

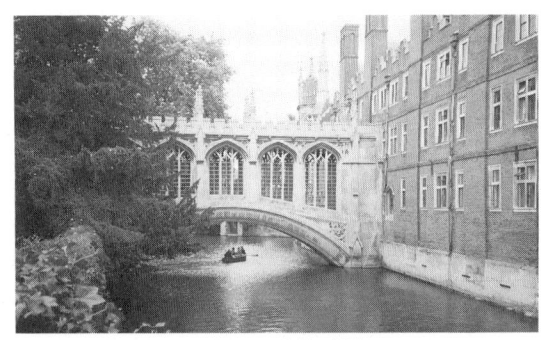

ケンブリッジ大学の構内で

　脳の働きは外界からいろいろな刺激を受けて，たえず揺り動かされているにちがいないが，それに加えて脳そのものに自律性の変動があると考えられる．脳をコンピュータとして考えようとする人にとっては，脳の自律性が邪魔になるらしい．

　事実，人間は，精密な計算や記憶のための機械としてコンピュータを作った．そのコンピュータが急速に進歩し，一段と複雑な機能をもつようになり，ついには思考，推理，創造の領域にまで到達するだろうといわれている．同時に情報伝達のネットワークが全世界に広がると，機械そのもののプログラムによってヒトの社会，個体の保全までを支配することになり，これが完熟した時点において，地球そのものが一個の生体にも似た自律的な活動をするようになるかもしれない．

　R.スペリーは，人間の大脳半球の働きに左右のちがいがあることを発見した．これは機能分担を異にした左右の脳の相互協力によって，一つのこころが成り立つことを意味している．現在の人類にみられる左右の政治的対立は機械の発達にともなって深刻化する方向にあるが，いつの日か人間の脳にみられる

ような左右の協調が得られることを期待したい．

　ところで，脳が全体として自律性に活動するという考えは，近年，脳が独自に多数のホルモンをつくっていることがわかるにつれ，ますます多くの学者によって支持されるようになってきた．

　私自身もかねてからこの考えに興味をいだいており，以前，北大にいたころ，黒島晨汎博士（現旭川医大教授）にお願いして，ネズミの脳をからだからとり出し，ポンプでネズミの血液を拍動的に流して，脳だけの活動をみる実験をしてもらったことがある．体内や外界からの刺激のまったくない状態で，遊離した脳の活動の時間的・部位的な変化，脳に送り込む血液の成分，ことにホルモンに対して脳がどんな反応をするか，などといったことを知りたかったからである．脳の一部だけについて実験をしようと思えば薄い切片を作って調べることもできるが，脳全体ではおそらくちがった結果が得られるのではなかろうかと考えた．黒島教授は熱烈な意欲で研究にとりかかり，遊離した脳を何時間か生存させることができるようになった．脳の電気活動が保たれていることからみて，いわゆる脳死にはなっていなかった．しかし当時，大学紛争の余波でこの実験は妨害され，中断せざるをえなかったのは残念だった．もし，この研究が順調にすすんでいたら，脳のホルモンの分泌について新しい知見が得られたかもしれない．もっとも現在では脳の活動を知るため，各種の新しい方法があるから，遊離した脳の実験など問題にならないかとも思う．

　ヒトを，外界からの刺激をすっかり遮断した室内で，重力の影響もなくしてしまうため水槽に入れ，そのときの精神状態を知ろうと試みた科学者がいるが，客観性を欠いたこのような実験結果はどうもすっきりしない．その実験をしたのは，実はイルカの研究で有名なジョン・C.リリーである．彼は空想をたくましくして，イルカやクジラは人間よりはるかに巨大な脳をもっているから，彼らは高い知性に恵まれているにちがいない．年長のクジラは若いクジラに多くの知識を与え，教育する．彼らは3000万年にわたる伝説的な物語を代々語りついでいるだろう．海は陸とちがって境界がないから，彼らにはおおらかなこころがあるにちがいない，と考えた．

　クジラやイルカのもつ知性は大洋のようにひろびろとしたものであるかもし

れないが，海の生活は技術を必要としない．文字に頼らなくても，知識は巨大な脳に貯わえられ，平穏な生活を営んでいくことができる．

これに関連して想い起こすのはアイヌの文化であり，その最も代表的なのはユーカラである．ユーカラとは，アイヌの人々が広い山野でのびのびと原始的な生活を送っていたころに起こったさまざまな事件や生活の姿を，口から口へと語り，唄い伝えてきたもので，世界で最も有名な叙事詩の一つとして残されてきた．しかしこのユーカラもいまでは消滅しかけている．いつの時代からかわからないが，文字なしに口述されてきた文化であり，ジョン・リリーの本をみると，イルカやクジラにもアイヌのユーカラのような文化があるように思われる．

イルカにどんな知性と文化があるのか誰も知らない．イルカは人間のことばをいくらか理解するらしいが，人間はイルカのことばがさっぱりわからない．若いイルカに彼らの生活の知恵をどんなかたちで教えているかを知るのは興味があるが，探索のすべがない．

13.1 学校教育

人間は過去に得た多くの経験によって，また創造性にもとづいて知識を蓄積してきた．その知識を次代の若い人たちに伝え，さらに大きい発展に向けて橋渡しをするのが教育である．

しかし現状では時に，学校教育にどれだけ社会的な意義があるのだろうかと疑いたくなることがある．子どもたちは幼稚園や小学校のころから，同じ遊び仲間との競争を親に強いられ，学習塾通いだとか，受験勉強だとかに追いまわされる．もしその競争から落ちこぼれると，劣等感からとんでもないゆがんだ青春の途におちいってしまうかもしれない．利口な子どもは，友達の間違った考えや答案を傍らから冷たく眺めて，ひとりほくそえみ，自分の知っていることを絶対に内密にして教えようとしない．

春まだ浅い日，入試合格者の発表を前にして悲喜こもごも，そこに人生の分かれ路があるかのようである．わが子のみじめな姿を見るにしのびない親が，子どもが社会で一人前に働けるようにするために，どんな方法でもよいから大

学へ行かせてやりたいという一念で、何千万円という、私どもには夢にもみたことのない大金が動いたという話がある。新聞や週刊誌に書いてあったことしか知らないが、大学の経営者はこの件について、一つの企業として大学を経営しているのであるから、ぜひとも子どもに充分な教育をつけさせてやりたいという親の切実な要望に応えて入学を許可し、学業の実績をあげるためにとくに綿密に教育してやらなければならないから、そのために必要な費用を寄付してもらうのであって、これはむしろ当然のことである、と弁解したらしい。

これに関連して、わが国の大学教育は欧米に比べて、著しく劣るといわれている。私がカナダのトロントに近いゲルフ大学へ客員教授として招かれていたときの話であるが、図書館は夜の12時に閉館になるまで学生でいっぱいだし、日曜日も学生ですっかり席が奪われていた。学生は自らすすんで学習に努力する気概にみちていて、授業をさぼるなどといったことはまずない。教授の講義もそれだけに熱があった。もし何かの理由で教授が講義のできない場合は、必ず誰か他の人に代わりの講義を頼んでおかなければならない。学生に対して無断で欠講をすると、責任が大きい。たちまち苦情が出て、学部長のところに投書が集まる。すると学部長はその教授を呼びつけて忠告することになる。学生は休暇中のアルバイトで学費をかせいで大学へ来ているのであるから、当然のことであろう。

また、アメリカやカナダでは昼間だけでなく、夜にも講義のある大学が多い。もちろん夜学生のためではない。トロントではアメリカの東海岸と同じ時刻であるが、実際には夜明けが1時間ちかく遅い。しかも夏時間が適用されているから、10月も終り近くになると、講義が始まる朝の8時はまだ暗い。それでも学生はそろって出席する。こうしたことは日本の大学ではとうてい想像することのできない勤勉さである。

教授の教育に対す責任感も大切である。私が医学生だったとき、外科の斉藤真教授の授業は午後3時に始まり、延々と続いて夜9時、10時に終わるのがいつものことだった。別の学年では、夜半を過ぎるまで授業があったと聞いている。これだけの熱意をもつ大学教授が、いまわが国にいるだろうか。

私の恩師久野寧教授は午前8時から10時まで、きっちり定められた時間通

り，実に明快な講義をされた．私が講義をするようになったとき，久野先生自身が1回の講義の準備に10時間ずつかけて，前年からの学問の進歩を講義の内容に加えるようにしていると話された．これはもちろん，私に対する教訓である．私自身は大学を定年で辞めるまで，そのようにこころがけてきたつもりである．

学生がたとえ同じ課目の講義を聞いても，教授によって内容にずいぶん大きいちがいがあると感じるのは，教授の学問に対する把握力と熱意によるであろうし，併せてそれぞれの教授の学問についての哲学が加味されているかどうかである．どの学科でも，その専門を通しての哲学がおのずから生まれてくるはずである．

わが国の教育制度の改革がしばしば話題にのぼるが，教育の根本的な問題は制度よりも教育者にあることを考えなければならない．

13.2 教育者

人間は知を求める動物だといわれており，それゆえにいくばくかの知識を寄せ集め，それを欲しい人に切り売りする職業があらわれる．教師だとか，教授だとかいうのがそれである．学生は授業料という名目の代金を支払って，知識を買っている．しかし販売されるのはただ知識だけであって，真の理性には販売ルートがない．現在の学校教育で欠けているのは，理性を学生に売る方法がきわめて未熟な点である．物質優先の科学が，こころが無意味であることを示すようにはたらきかけているから，今後，来世紀へかけては精神的空白時代として特徴づけられるようになる恐れがある．

現在のわが国の姿は，よきにつけ，悪しきにつけ，おのおのの分野で指導的な立場にある人たちによって築かれたものであるが，さらにさかのぼると，その人たちに対する過去の教育によるところが少なくない．これと同じく，現在おこなわれている教育は，これから先20年後，30年後のわが国の方向を決めることになるだろう．ここに教育の重要性があり，教育者の責任がある．

学校で教えるのは教育でなく，教育の手段であるという言葉があるし，また教育とは学校で学んだことをすべて忘れてしまったあとに残っているところの

ものである，ともいわれている．これは深く味読すべき言葉である．教育によって得られるものは単なる知識でなく，知をわきまえるために必要なこころである．

P.F.ドラッカーの著書『傍観者の時代』(風間禎三郎訳，ダイヤモンド社)は，少年時代からの彼をめぐる多くの人々を描いて，現代社会思潮の変遷を考察した本である．そのなかで，同書の内容全体からみるときわめて些細な一節にすぎないが，教師を批判したことばがある．その要点をかいつまんで紹介しておきたい．それによると，学生はつねに教師の良し悪しを見抜いてしまう．学生は，教師として格段すぐれていなくても，気のきいた冗談をとばす二流教師に，あるいは学者として知られている二流教師に感心することもあるが，一流の教師はいつも学生から一流の教師として認められている．一流の教師で人気のない場合もあるが，そんな人気は教師としての影響力とは何の関係もない．学生があの先生からいろいろのことを学んだといえば，その言葉は掛け値なしに信用できる，と．

同じことが研究室にもあてはまる．一流の学者が若い研究者にとって不人気なことがある．若い人たちがめいめいにもっている才能を自由に伸ばそうとするとき，逆にその学者の指導に不満の意を示すことがある．この場合にも門下生は，たとえ自ら気づかなくても，その先生から真の学問のあるべき姿について多くの教育をうけているのである．同様のことは実社会で上司と一般社員との間にもあるだろう．

13.3　4本足のニワトリ

国公立大学の医学部へ入る学生は，他の学部の入学者に比べて成績のよい者が多く，数学，物理，化学，英語など，どの学科をみてもなかなかよく勉強している．ところがこれらの優秀な学生がはたして人間としても優れているか，そして将来医師として働くために欠かしえない道義をわきまえているか，あるいはそのための人間的な素質をそなえているかというと，どうもそうだといいきれないらしい．

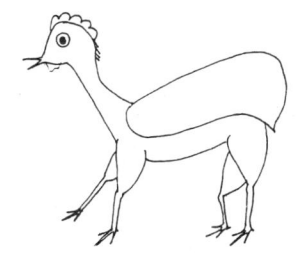

図 13.1 ニワトリ？

　もうだいぶ以前の話，大学紛争のほとぼりがさめかけたころだったと思う．ある国立大学の医学生に，彼らの常識の程度を試すためニワトリの絵を描かせたところ，100人あまりの学生のうち3人が4本足のニワトリを描いた．どんな真面目な学生でも，ニワトリに足が何本あるかは高校の受験勉強で教わらないし，ニワトリといえば食卓にあるのを見るだけだったためかもしれない．

　この話はたちまち広がって，他のいくつかの国立大学で，まさかうちの大学にはそんな学生がまぎれこんでいるはずはあるまいが，いちおう試してみようということになって，ニワトリの絵を描かせてみたところ，どの大学でも4本足のニワトリが何羽か出てきたという．4本足のニワトリを描いた学生は，数学にしても英語にしても，かなり実力があったということだから，数年後に大学を卒業したら，医師国家試験に文句なく合格して，一人前の医者としての資格をもつことになるだろう．常識のない変な医者ができることを思うとぞっとする．

　こんなばかげた実例があるのは，高校での教育が大学受験の目標一つにしぼられて，入学試験とは関係ない一切の知識を余計なものとして除いてしまっているためかもしれない．すべての高校がそうだというのではないが，たとえ一部にしてもこうした傾向のあることは，ゆがんだ社会を作る根源になるだろう．

13.4 教育への期待

　教育という言葉はややもすると，単に知識を貯えさせることを意味するかのように受けとられているが，実際にはそれよりはるかに広く，精神のレベルを総体的に向上させることでなければならない．人間性の根本になる知的，社会

的，倫理的，美的活動をいきいきと増進するために必要な個性の基盤を与えるのが教育である．規格づけられた知識だけを重要視し，ことに記憶力を試験するにとどまる学校教育は考え直さなければならない．

アレキシス・カレル（『人生の考察』渡辺昇一訳，三笠書房）がいうように，「知性は人間に知識を与え，物質世界を支配させる．直観は知性より深く真実に触れ，人間を直接に物の本質に結びつける．精神が物質の世界から脱け出すことができるのは，何よりこうした知性とは関係のない活動によるものである．人間という肉体的，精神的個体が，物理的世界と，理性や科学で到達できない世界——少なくとも現在では——に同時に住むことができるという特性をもっていることが，人間を地球上に住むいかなるものとも異なる存在にしているのだ．これがわれわれ人間である」．

ここにいう人間の特性をいっそう充実したものにするため，教育に対する私どもの期待は大きい．しかし，わが国で幼稚園から大学にいたるまで画一的な知識の記憶だけを強要して，総合的な精神の発達を考慮しない教育がおこなわれていることは，恐るべき過ちである．ヒトのこころは，百科辞典のような厖大な知識の蓄積によって得られるものではないし，該博な知識と知的活動とはまったくちがっている．

非常に熱心な勉強家がいる．彼は自分の専門とする領域で最近の知識によく通暁している．しかし科学の研究では，次から次へとおびただしく多数の論文が発表され，先月の知識，時には先週の論文さえ古くなってしまっていることがある．このような学問の世界では，現在がすなわち過去である．新しく刊行された論文は，その著者にとっては半年前あるいは1年前の研究成果である．このような学問の進歩をみて，その次はいったいどう展開するのだろうかと思う．だからその人に今後の見通しについて尋ねると，まったくわからないという．そこで，もしあなたがその研究にたずさわる場合，研究目標をどこにおくかと尋ねても，答は同じである．私はその人の勤勉さに敬服するが，残念ながら研究者というには縁が遠く，単なる情報蒐集家にすぎないと思う．学界の傍観者あるいは批評家は研究者でない．サルトルのいうように，批評家とは他人の思想について思考する人である．いつの時代でも，必要なことはその人自身

が独自なものを作り上げることである．自分でなければできないものがあることによって，その人の存在価値があり，生きがいがある．要望されるのは，洞察力であり，創造性である．

芥川龍之助は，「芸術は何ものの支配をも受けない．芸術のための芸術である．したがって，芸術家たるものは何より先に，善悪を絶した超人でなければならない」と記している．この芸術ということばを科学にとり代えて読み直してみたらどうだろうか．含蓄のある内容になるが，その判断は読者におまかせしよう．

要するに，社会的，美的活動，さらに直観による創造性は，人間の独自性を発達させるため欠かせないものであって，知識の広さとは本質的に別のものである．望ましい人間性の発達をうながすことこそ，真の教育といえよう．これは将来の人類の発達と幸福のために必要な，最も重要な課題の一つである．

13.5　情報の広がり

きわめて稀な天才ならば，新しい知識の開発に顕著な貢献をするであろうが，その人にしても，いままでに人類として貯えられてきた知識を基盤にして，大きな業績に向かって前進するのである．まして一般の人にとっては，古来の知識，現代の知識を利用することが，あらゆる生活の面で必要であるし，精神的な進歩に欠かしえないものである．

情報を豊かにすることは，創造性に直接の関係はないが，読書を切り離して精神活動は考えられない．それはただ知識を広げるということだけでなく，読書を通じて想像力を増し，分析力と反省力をそなえ，推理力を培うため役立つからである．

社会生活に必要な条件として常識をあげる人が多いだろう．常識というのは何が重要であり何が望ましくないかを判断する感覚であって，これも読書によって得られるところが少なくない．だから私は若い研究者に対して，当面する問題について文献を調べ，関連する参考書を読まなければならないが，さらに余暇があったら他分野の本にも目を向けて，広い視野でものをみるようにとすすめている．ふつう読書というと，単に情報源としての意義だけしか考えない

ようだが，読書によって何かのヒントが得られ，これが思考の発展に思いがけない飛躍をもたらすこともある．

創造的な開発というものは，いままでに知られていなかったことを，やみくもに探し求めるというのではない．読書のような誰にでもできることが，思いがけず役に立つことがある．この場合重要なことは，いかに有効に，批判的に他人の考えに接するかということであって，読者は自らの選択能によって新しい洞察に及ぶのである．

高度に科学技術が発達するにともなって，あらゆる分野の知識が著しく細分化して，社会で専門家として活躍するためには，その深底にいたるまで学習しなければならなくなった．それゆえ人は専門家であるか，常識者であるかの岐路に立たされる．こうした矛盾について，福井謙一博士は『学問の創造』(佼成出版) のなかで次のように述べている．まず人間は生物である，つまり感覚神経の伝達や筋肉の運動などの生理現象を通じて，人間をふくむ自然と物理的な相互作用をする感覚的な人間であり，これはいわば生物的人間である．他面，人間は科学的人間としての側面があって，これは人間を含む自然を感知し，それを合法則的に分別判断する認識が，科学活動にかかわるところに現われる，という．

現代の高度に科学化された社会で，生物的人間としての機能をできるだけ発揮させてやる機会をもつ必要があり，とくに自然とのふれあいのなかからはじめて自らを拓くところが多いから，ひとくちに教育といっても，こうした点を忘れてはいけないというのである．もっともな話であるが，情緒と思索が人間にとって重要な点についても触れるべきであると思う．科学的人間の活動が情緒のあり方によってゆがめられることがしばしばある．たとえば，教育に並行する科学研究で，排他的な考えと狭い利己欲がはびこっている．こうしたものをすっかり棄てて，国際的な協力によって幅広い道を拓いてゆくことができないだろうか．このことは，科学研究だけでなく，新しい世界観としてとり扱われるように努めなければならない．

トフラー (『エゴスパズム』福島正光訳，中公文庫) は，多国間の政治運動を形成すべき時がきているという．労働者，消費者，小企業，企業役員，生態学

者，政治指導者，その他多くの国からきた人びとを結集して，新たな世界的な政治活動，つまり多国間システム管理世界連合を形成すべき時がきているというのである．

　手近な例として製薬についていうと，世界の多くの国でほとんど同じような新薬の開発なり，製造方法としてのバイオテクノロジーの研究なりが，さかんにおこなわれている．いまもし，その研究に各国の代表的な製薬会社が互いに協力して携わったら，きわめて能率的に進歩した成果が得られるにちがいない．このような提携でいわゆる難病の治療薬が開発されるようになったら，製薬業界は一変し，それによって医家と一般の利用者の受ける恩恵はすこぶる大きいだろう．この考えは実際に，新薬開発フォーラムとして始まっており，わが国でも認知促進物質について国際シンポジウムが開かれたが，アメリカではテーマを変えてつぎつぎとシンポジウムが開催されることになっている．これは製薬だけでなく，他のいろいろな企業にもあてはまることであって，今後の社会のあり方として考えるべきである．

　このような考えは，机上の空論としてそしりをまねくかもしれないが，生物医学の領域では確かに多国間の協力を必要とする時代を迎えている．こころの科学的解明のような仕事は，個々の科学者がおこなう些細な実験によってなしとげられるものでなく，多国間で多分野の専門家の協力が必要である．これにより将来の人類の歩む方向に有益な示唆が得られるだろう．

13.6　教育の機械化

　近年におけるワープロやパソコンの普及が青少年に及ぼしている心理的影響を見のがすわけにはいかない．こうした機械は思うまますぐに回答を与えてくれるが，人との対応，教師への質問は，手間どり，しかも返事があいまいに終わることが多い．それを，若い人はごまかされたかのように感じ，人間不信への途につらなることになる．機械万能の思潮が広がる反面，従来の社会に依存できないといった不安感が増大する結果になるから，人間性の教育の大切さをあらためて深く考えなければならない．

　以前は家庭での教育として，好奇心のおもむくまま自由に遊ばせ，自由に学

ばせた．ただ，してよいこととよくないことを教えるにとどまっていた．このような教育の姿は，現在のわが国の家庭教育とはすっかりちがっている．いまたいていの家庭では，上級学校への受験，進学を目的とした教育に，子どもを集中させている．子どもがよい大学のよい学部へはいることが，親の目からみた最高の目的であるから，そのためにはよい高校へはいらなければならないし，よい中学校へはいらなければならない．小学校以前の幼稚園時代から受験競争が始まっている．

だから，ただ入学試験に役立つことだけを勉強させ，人間らしい情緒を養成する必要が認められず，また創造性に富んだ精神などは無用の長物である．こうした教育によって子どもは一つの規格品になってしまう．個性のない人間は機械化した技術社会において役立つかもしれないが，新しい次の時代を築くためには，奔放な精神の広がりが必要であり，そうしたものが欠けてしまう．

若い人の自由な思考がいかに重要であるかを示す実例をあげておきたい．物理学，というよりむしろ自然科学の研究で，世界でもっとも偉大な学者として，ニュートンとアインスタインの名があげられる．この人たちが後年の発見にいたる基礎となる発想をいだいたのは，ニュートンは25歳，アインスタインは26歳であったという．生物医学の領域に目を向けると，ランゲルハンスが膵島を記載したのが22歳，その膵島からインスリンが分泌されることを発見したバンティングは，32歳でノーベル賞を受けている．

科学の研究では，思いがけない発見をすることがある．科学者が問題を選択するにあたって可能なかぎり自由が与えられることが望ましく，外部からの指図や評価はあまり必要でないようである．自己の論理にしたがって，誠実な観察と実験が進められるとき，最も効果的な仕事ができるだろう．しかし，このような考え方は，遠い過去のものになってしまったようでもある．現在では，協力と競争に圧迫されてしま

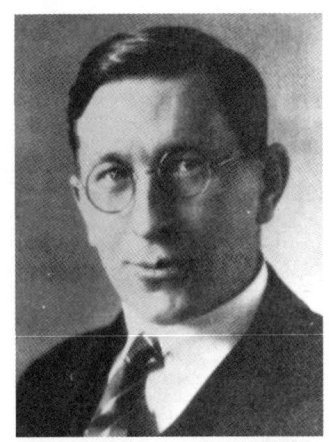

図 13.2　F. C. バンティング（1891-1941）

って，個人の独創性はただ排除されるだけである．

　先に述べたように，わが国の教育制度は主として上級学校への進学を目的としたかたちをとっているから，人間性の育成に役立たないだけでなく，おのおのの学生が互いにライバルであるかのように仕向けられてしまい，社会性を棄てて，競争心をあおり立てる．したがって同僚に対する協調が著しく欠けてしまう．

　それだけでない．若い学者のなかには，師弟の絆がなくなって，師は同じ研究分野のライバルになる．師から学んだ問題に自らの手でとり組むようになったとき，目の前にある師の存在を崩し去るため，いたずらに挑戦的・拒否的な態度をとる．時代が進むにつれて，老いた学者は片隅におしやられ，暴力をも辞さない若い人に屈服せざるをえなくなる．ひたすらに知的教育をしいられ，同僚との成績争いを余儀なくされ，それによって異常な社会的圧力をまともに受けてきた年齢層の一部には，慣習から逸脱し，従来の常識では正常とみなしえないこのような行動を示すものが現れる．

　私どもが将来に期待するのは，人間としてうるおいのある若い人たちが，社会をよりよい方向に発展させること，その基盤を学校教育で賦与することであり，人と人との相互協力を養うことである．もしそれが現在の教育システムではできないというのであれば，それぞれの企業が自らの望む人材を養成するための教育機関を設置するのも，一つの方法ではないかと私は思う．文部省がそれを大学として，あるいは大学院として認めようが，認めなかろうが，そんなことは問題外であって，その特定の社会に最も将来性のある人材を確保するためには，必ず役立つにちがいない．

　脳の科学とは，脳はわれわれにどうしてもわからないということを明らかにするための学問かもしれない．あるいはそれと反対に，科学者は，脳にある特殊な化学物質の変化を物理的な仕組みとのかかわりあいで知ることによって，一連の思考と感情と行動の連鎖を推理できるようになり，才能や欲求，さらに進んでこころの領域に深くはいりこむことができるようになるのではないかと，考えられるようにもなってきた．

ライアル・ワトソン（『生命潮流』木幡和枝ほか訳，工作舎）はいう．「私は，分析心理学にも生物学的人類学者といった新しい世代の研究者がまもなく活動を開始し，われわれの生存における元型の機能を証明しはじめるだろうと思っている．ここにいう元型とは，精神的な抑制と均衡をとる天秤としてはたらき，われわれを形づくり，個人的性格や社会的利害を調整するものであって，その起源は生態学的に解明される可能性があるとみている」と．

　人間は自らの本性を理解する点で，他の動物とは根本的にちがっている．人間が動物の一種であることを知るのは必要であるが，人間独自の本性には，他の動物と共有しない特性があることを本当に知ることが，さらに重要である．学ぶこと，教えることの本来の目的は，人類社会の振興を強力に進め，生活共同体における活動に適した頭脳を育成することである．それゆえに，教育にあたる人は，世界と人類全体の将来を洞察する知識と判断力をそなえているにこしたことはない．

14. 創 造 性

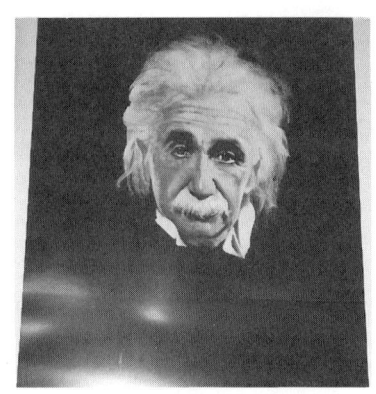

アインスタイン博士のポスター

　先年(1987年)，マサチューセッツ大学の利根川進教授がノーベル生理医学賞を受けたことは，わが国の医学や生物学の研究者だけでなく，すべての人びとにとってきわめて喜ばしいことであった．いままでにこの賞の候補者として何人かの日本人の名前があげられており，たとえばロックフェラー研究所（現在は大学）の野口英世博士は，1914年と15年，さらに1920年の3回にわたって受賞候補に推薦され，選衡の対象になったが，残念ながら実現しなかった．

　利根川教授の受賞はかなり以前から噂にのぼっており，その受賞は当然のことであるが，同教授の研究が国内でなく，スイスとアメリカでおこなわれた点をあらためて考え直すべきであろう．前述の野口英世博士の研究もアメリカでおこなわれたことは誰でもよく知っている．こうしたことは，日本に優れた研究者がいても，国内では育ちにくい偏狭な環境が学界にあるためといえよう．現在，文部省の科学研究費もかなりふえ，各種の実験装置がそれぞれの研究機関に充分に整備されていることは，欧米からの来訪者も驚くほどである．それにもかかわらず，真に独創性に富む研究業績が乏しいのはどうしてだろうか．その主な原因が現在の大学制度にあることは確かである．しかしそれについて

は，ここで言葉を差し控えておくことにしたい．

　科学の領域で，研究成果は単なるヒットではほとんど役に立たないし，ツー・ベース，スリー・ベースでもまだ充分でない．必要なのはいつもホームランであり，しかもホームラン・ダービーのトップに立つように心がけなければならない．このことは私が若い研究者にいつもいっていることであるが，残念ながら私自身ホームランを打っていないので，若い人たちから信用されていないようだ．「青年よ，大志をいだけ」——これは北海道大学のモットーになっている．クラーク博士が同大学を去るにあたって若い学徒を叱咤激励した言葉であることは多くの人の知るところである．かつて，これについて私は，この大学の人は大志をもつ気概がないから，クラーク博士がことさらにそういったのであって，この大学の学徒がすべてアンビシャスであるというのではないと説明したところ，大いに反感をかったことがある．アンビシャスという言葉には，野心，野望といった意味も含まれていて，地位，名誉，金銭に対する私利，私欲がからんでくるから，私は好まない．「青年よ，独創性をもて」といいたいところである．

14.1 発　想

　科学の研究は，未知の理念を予測して，これを実証するためにおこなわれるのであるから，研究の出発点となるのは，場合によっては現実を超越した発想であり，これは芸術家が幻想の世界に精神の創造性を求めるのと同様である．

　芸術家と科学者とのちがいは，芸術家が自らのひらめきによっていだく幻想を，文学，絵画，彫刻，あるいは音楽や舞踊として表現するのに対して，科学者の幻想は実験によって立証されなければならないことである．すぐれた学者の独創的な業績の発展の跡をたどると，どんな推理作家の作品にも劣らぬ思考の飛躍と前進とがあることに気づくだろう．そして，それがたくましい努力によって立証されるのである．最近問題になっているこころの医学的生物学的研究にも，そうした偶然の発想が期待される．

　しかし，ここで強調しておきたいことは，発想をいだく根底として，過去においてどれだけの知識が集積されており，それをいままでの学者がどのように

14.1 発 想

理解してきたかを,あらかじめ充分に知っておく必要があるということである.そうした知識の貯えがないと,新しい発展を求めることができない.「独創力とは,思慮深い模倣以外の何ものでない」とはヴォルテールの言葉である.これにさらにズッターマイスターの詩をつけ加えておこう.

学者の歴史の示すところ,

知識にたいして虚心であるがゆえに,

一人は他の肩の上にのり,

従うものは絶えずつづく.

芸術品というものはしからず,詩は地球の上で老衰しない.

世をより偉大なものへと刺激はするが,それによって見すてられはしない.

全世界がそのまわりを回転するとも,

詩は唯一のものであり,唯一のものとして残る.

この詩には,科学と芸術とのちがい,ことに芸術には不滅のこころがあると示されているが,科学者も芸術家と同じように,創造と夢の世界に生きていかなければならない.計算は機械でできるが,創造は人のなすものである.芸術家と同じように,科学者にとって基本的に大切なのは,この独創性である.そして着実な実験によって,独自の学説を築き上げることである.

こうしたことについて,わが国では反省しなければならない問題が多い.その一つ.多くの人は,他からしいられないと自分自身では良いものを何一つ得られないと考えているかのようである.この人たちは自らを偽って満足しているともいえる.おのおのの人が,できるだけ自分自身に似まいとしており,アイドルを自分にあてがって,その真似をしている.あるいはそれを夢みている.自らのなかに読むべきものがあっても,あえてそれを読もうとしない.私の知るかぎりにおいて,医学領域の研究者にこのような模倣と臆病がしばしば見られる.明治時代には,先進国からの知識の輸入が学者の使命とされていたが,いまだにその考えが残っているかのようである.

人間は本来,ある限られた集団で生活し,一人になるのを恐れる習性をもっている.しかし過去において,人間が発見や発明をしたのは,いつも一人のときだった.発見し,あるいは発明しようとするものは,その人が自己のなかに

感じる特異なもの，他の人とは異なったものをいだき，それがその人を価値づけるのである．ところが多くの人はこのことに気づかず，他人の真似をしようとしている．科学の世界でこのようなあり方は改められなければならないが，そこに必要なのはたくましい精神力である．

自らに克つことに加えて，新しい発見に対して伝統ある学閥からの攻撃と迫害に立ち向かわなければならないからである．こうした才能をもつ人こそ，真の科学者として望ましい．

ここにさらに付け加えておきたいことは，研究者自らが実験から離れることなく，その際どんな些細な変化も見のがさないように，そして入念な観察を怠らないようにすることである．先入観にとらわれないで，虚心坦懐に実験にとり組むと，それが思いがけない発見につながることがある．クロード・ベルナールは述べている．「実験室にはいったらすぐ学説の衣を脱ぎ，実験室を出るときは，再び学説の衣を着ていなければならない」．

14.2 洞察力

こころの起源と本質，さらにその運命にふれる質問に対して，科学は完全に沈黙し，閉鎖的である．しかし，この問題について仮説を立てることは必要である．仮説はそれを証明するために，新しい技術の開発や，より的確な実験方法を見出すことになるから，知識の進歩にとって欠かせないものである．精神や意識の起源について，それが立証不可能ということであったら無意味であるが，こころの本質と行動の発現に関する仮説は，新しい研究を前進させる手がかりになるだろう．もしあとになって，別の実験によって修正を余儀なくされることがあっても，けっしてむだではない．

A. トフラー（『エゴスパズム』前出）の言葉を借りると，「われわれが未来に背を向けようとも，未来を避けることはできない．洞察とは人間だけが行ないうることであり，それは生き残るために欠かせない．明日の手段を想像したり，それを選択する能力がなければ，文化も文明もないだろう．進化のためには，この能力が大々的に高められなければならない」．

現代を批判して，目的のない時代だという人が多い．生物医学の領域でも，

ただ目先の実験に終始して，学問全体としてのあり方を洞察することなく，将来の人類において何が重要であるかを見のがしている研究者が少なくない．

また一部の人は，科学の進歩は高性能の機器を利用することによって得られると信じている．そこで実験機器に支配された学問がはびこることになるが，それが真の学問の進歩として認められるのは比較的小さい部分にすぎないかもしれない．確かに，最新のすぐれた機器を利用した研究は，学会で恰好がよいにちがいないが，その研究が人類の発展に寄与する発見につながるということとは，直接にかかわりがない．

14.3 創造性

人間の知識への愛着は，人類がこの世に生まれるとともに背負わされた運命であり，情熱である．いつの時代でも最も強く要請されている人材は，将来の人類社会に対する鋭い洞察力をもち，斬新な創造性に満ちた人である．

湯川秀樹博士（『生きがいの創造』雄渾社）は，科学の研究について，おおむね次のようなことを述べている．傾聴すべき言葉である．それによると，研究ということは，模倣を超えて独自の途を歩むことであるから，その前にさかのぼると，どこかで独学が始まる．その独学的傾向は我流になり，大体すっきりしないものであって，実にもっさりしているように見えるから，あれは本物の学問でないと思う人が多い．100人がやっている学問はよい学問だと思いやすい．日本人はとくにそう思いやすい．しかし，新しい学問の始まりには，やっている人の数がかならず少ない．多数がやっているのは，大体見当のついたことである．少数がやっている中には，つまらないことがいっぱいあるが，その中でどれかがよいということになって，それを後になると多数の人がやるようになる．そうなると，これが唯一の本当の学問だと思う．こうしたことがくり返されて，学問が進歩していく．

この湯川博士の言葉は，少なくともわが国の学界において確かにその通りである．現在の知識から外れたものは無視され，除外されてしまう．しかし真の学問の発展は，新しい仮説の実証によって得られるものであって，その過程に試行錯誤があるのはやむをえないことである．

科学の研究は，おおむね高度に創造性をもつ人たちによっておこなわれるものであって，その研究によって得られる成果は，人類の知識にいままでなかった新しい何ものかを加え，人類の進歩に役立つものでなければならない．加えて合目的性の哲学が必要である．もちろん，科学者は新しい領域を開発するための能力をそなえていなければならない．このような科学者の研究行動を新しい時代が要請しているのである．

「生きるとは何のことか．死にかけているものを，絶えず自ら突きはなしていくことである」（ニーチェ）．この言葉は研究の世界にも当てはまるだろう．

14.4 理論と実証

おのおのの人は，その個性に最も似合った分野で，社会活動の途を見出すようにしなければならない．自然のなかにはきわめて興味深い問題が満ちあふれており，われわれが現在知っていることはほんの一部にすぎず，答が出ていないというだけでなく，まだ問題提起にさえ至らないで，神秘とみなされていることがらが多い．

多くの学者は完全主義を強調するが，人間に完全な知識といったものはありえない．科学者はつねに完全なものを求めながらも，不完全な段階を通り抜けることができないので，終わることのない途をただ手探りでさすらっているだけである．

どの理論もオールマイティではない．つまり，どんな理論も適用の限界があり，その範囲内で正当であると保証されても，そこから逸脱すると答は明確でなくなってしまう．したがって，理論の適用限界を明確にすることが必要になってくる．いろいろな理論にはそれぞれの適用限界が考えられるが，これらばらばらの適用限界をどれだけ組み合わせても，自然の統一像が得られない．部分についてある程度の知識が得られたとしても全体像を把握することは不可能である．

カントは「直観なき思考は空虚である」といった．理論というものは，もともと予測に始まり，実証を経て，推理によって得られるものである．したがって，研究は直観，言葉をかえると思いつきに始まっているといえる．このこと

14.4 理論と実証

から,実証を得るためには確固とした想定が必要であり,想定のない実験は研究といえないと主張する人がいる.とくに純粋科学においては,この考えが当てはまるだろう.

ところが生物医学では,未知の領域があまりにも広く,想定した内容と実験結果とが大きくちがっていることがしばしばある.未開拓の分野ではそうしたことに多く遭遇し,個々の知見に応じて,新しい実験計画をその場その場で考えていかなければならなくなることがある.

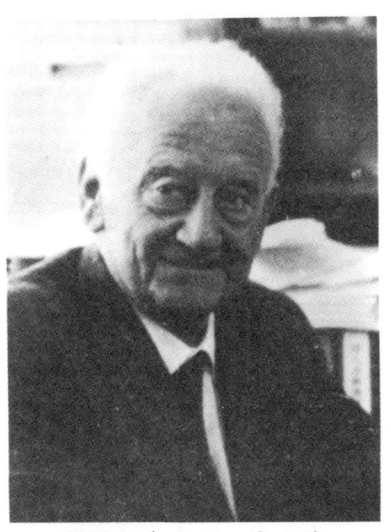

図14.1 A. セント・ジェルジ

これに対して若い研究者は,指導者が洞察力を欠き,研究計画を立てる能力がないと批判し,時にはその後の実験を拒否することもある.これに対してシルーの言葉を引用しておきたい.すなわち,あらかじめ研究の進め方が話せるなら,その研究問題はたいして深いものでなく,ほとんど存在価値のないものだろう.

これに多少関連して,セント・ジェルジの話(『狂ったサル』国弘正雄訳,サイマル出版会)をつけ加えると,あるアメリカの生化学者が,「セント・ジェルジは大きい間違いばかりしている」といったのに対し,イギリスのキーリングは,「しかしセント・ジェルジのおかした間違いというのは,お前さんのやった正確な仕事よりもよっぽどおもしろいし,意義がある」といったそうである.つまり,興味のある誤りというのは,意義の少ない正確さだけがとりえのデータよりも,ずっと科学研究として価値があり,将来の発展に対して示唆に富んでいるというのである.

生物医学の領域では,何かの想定に興味をいだき,細密な実験をつみ重ねても,その途中で予想とはちがった結果になって,思いがけない障壁にぶつかることがしばしばある.そのとき,当初の仮説をふり返って,どこかに誤りがないか,見落しがないかを考え直す必要があるし,実験モデルの選択を吟味し直

すことも必要である．このような反省と思索の能力のない人は，さらに進んで実験にとりくむことをやめ，科学研究の世界から去って別の面にいったほうがよいだろう．

14.5 部分と全体

社会構造と時代感覚にはたえず流れがあり，時には大きい変動がある．それと同様に，生命科学の研究思潮にも，それぞれの時代に応じて変化がある．近年，分子生物学の研究がにわかに隆昌に向かい，DNA が生命の本体として明らかにされ，ついで遺伝子構造についての知識が進んで，人為的に遺伝子の組み換え操作がおこなわれるようになった．しかも，この遺伝子操作が工業化するに至ったことは，すでに広く知られているところである．

このように，タンパク質を生合成する DNA の構造がわかって，また体内の活性物質に対する細胞の受容体（受け皿）の仕組みも，順次明らかにされてきたが，人のからだを全体として見るとき，それは限られた些細な一部の知識にすぎないのであって，からだの内部で営まれている調整された生命過程の全般を明らかにするには，未知の分野があまりにも多く残されている．コンピュータを脳構造のモデルとして考える人もいるが，それは脳の働きのただ一部を機械化したにとどまるだろう．コンピュータに個性的な思惟と洞察力，創造性，情熱と愛憎などの精神活動を求めることは無理である．神経細胞は，半導体のような「物質」でなく，自ら生命をもつ活動体である．神経細胞の個々について，その内部での活動の実態を採色された画像でみることもできるようになってきた．

オーストラリア出身でニューヨーク州立大学の教授をしており，理論生物学者として知られるフォン・ベルタラフィがいうように，全体性，動的性格，さらに高次の単位へ体制化されることに，現代科学の発展が期待されるであろう．部分を結合し，より大きい機能的全体をつくると，低い段階では存在しなかったり，明瞭でなかった新しい特性が現れる．機械論者が自らの信念に固執して研究の途を変えることがなくても，他方にそれよりスケールの大きい統合されたシステムを考えるべき時代に向かっているといえよう（『生命・有機体論の考

察』長野敬・飯島衛訳，みすず書房）．

　このように，生命についての観念が急速に変わって，いままでの単純な機械論によるのでなく，新しい立場から生物学的に生命を考える方向に進んできた．その考えは，別に，生命の物理学的あるいは情報学的な説明を否定するのではなく，それに加えて生物が無生物とちがうことの根拠を示し，あらためて生命を見直そうとするものである．近年，分子生物学がめざましく発展し，多くの人はその顕著な成果に眩惑されてきたが，しかし生命の本質を知るためには，単なる機械論だけによるべきではないというのである．

　ハンス・セリエの言葉を借りると，「科学には，小さな限られた部分というものはない．ただ，小さな限られた科学者がいるだけである」．生命現象をおのおのの小さい要素に分解し，研究者にとって都合のよい部分だけを選んで探究することに比べると，それらのすべての要素を全体として統合することは，とうてい比較にならぬほどむつかしい．それにもかかわらず，統合がなければあらゆる知識は断片的であり，とりとめのないものになってしまう．現代科学の主流は，微細な問題をできるだけ深く掘り下げることにあるようだが，このままの研究をどれだけすすめていっても，人間そのものについては何もわからないだろう．つまり，こうした研究成果を断片的につみ重ねても，人類の将来に栄光ともいうべきものが約束されるとは考えられない．

　自然界を対象とした研究では，すべての分野がそれぞれの隣接テーマに広がって，あふれていく．それだからといって，生物学者が押し寄せる厖大な情報を前にして右往左往するのは愚かしいことである．真に科学の研究を志す人はその研究の目的と意義をわきまえ，独創性をもち，新しい知識を開発して，人類に寄与するようにこころがけなければならない．研究には新しい知識と技術の発展による流行があるが，その流行を追うのでなく，むしろ新しい流行を創る努力が必要である．あるいはそれが一時的なものであるにしても，人類の文化の発展にとって進歩であると確信できるものであることが望ましい．

　もちろん，人間の進歩というものは，科学技術の物質的なレベルの向上だけを意味するものではない．どれだけ経済的に豊かになり，便利な生活を享受す

ることができるようになっても，倫理，芸術，政治，あるいは生活環境に欠陥をともなうものであったら，それは進歩した社会とはいえない．人間の進歩は，精神活動を含めた総合的な尺度で考察されなければならないのである．

　医学についていうと，基礎的な構成要素を精細に知ることは当然必要であるにちがいないが，それ以上に重要なのは，精神，社会，環境のすべてを人体との関係で考えることであろう．生物学者を含めて基礎科学者はややもすれば，医学者の研究は緻密さに欠けており，ずさんであると蔑視することがあるが，医学は人間のあらゆる複雑さを包含しており，医学者はそれらすべての要因を考察の対象にしなければならないから，このような誤解を受けるのである．物理学者や化学者ができるだけ小さな部分について，最も厳密に規制された条件の下で実験をするのとはちがっている．

　サルトルによると，分析的精神の基盤になっているのは，複合体が必然的に単一要素の組み合わせによってできているという考えである．そうであるとしたら，物質が究極においていろいろな元素にまで分解されるように，精神はそれを構成するさまざまな印象に分解されるし，社会もそれを構成する各個人に分解されるだろう．そこで全体はどこかへいってしまうことになる．ところが人間にとって，また人間を研究の対象とする医学において，最終的に重要なことはからだとこころの全体をみることである．

　細胞の集合体にしても，あるいは生物のからだにしても，特定の刺激に対して無意識に，しかも集団的に反応する．だから，個々の部分にみられない特性をもつ機能的な総体になることが認められている．全体は部分を寄せ集めたものより，はるかに大きいだけでなく，まったく異なったものである．

　現在，大部分の生物学者は，機能を決定するのは分子レベルにあると信じているが，それだけでないということを実践派の自然科学者は考えている．総体となった形態が，特有の資質を示すというのである．ごく平凡な例をあげると，オーケストラの瞬時瞬時を画像として映し出し，あわせていろいろな楽器の特性をその画像によって分析しようとするのが分析科学であって，そこにはもはや華麗で眩惑的なシンフォニーはまったくない．

14.6 宿命——おわりに

　科学の進歩は人類に素晴らしい世界を拓いてくれたかのようにみえるが，その実，科学の研究はいわばはかないものである．いま私たちが真実であると信じているものも，時代が経過するうちに古典的で幼稚な知識であるとして，あなどられる宿命をになっているからである．科学研究における真実は，その時代の知識レベルによってのみ真であるにすぎないのであって，次の新しい時代にはその研究は途方もない誤りであることが指摘されるかもしれない．加えて学術雑誌に相ついで発表される新知見は，通常，その論文の著者によって1年以上も以前におこなわれたものであり，掲載された時点での研究成果はさらに先にすすんでいる．

　一方，科学の研究をもとにして開発された技術は，確かに現実のものである．それは今後いっそうすさまじい勢いで発展するだろうと期待されている．しかし，技術の進歩が人類にとって真にどれだけ価値あるものとして評価されるかも疑問である．ベルグソンは彼の最後の大作といわれる『道徳と宗教の二源泉』のなかで次のように述べている．すなわち，人類は自らなしとげた進歩の重荷のなかで，なかばおし潰されて呻いている．人類は，自分の未来が自分次第だということを充分に知っていない．人類はまず，自分が生き続けようと欲しているかどうかを見ることである，と．同じ意味の言葉は，他の多くの先覚者たちによってくり返し述べられている．いま急速に進行し続けている地球環境の破滅への途は，先進国においては文化の発達そのものであり，便利で豊かな生活として受け容れられてきたものに起因するところが多いから，いまになってこれを脱却することはきわめて困難であり，おそらく不可能ではないかと考えられる．

　私たちはいつまでも現在の安定した社会的バランスを保つことができるだろうか．政治と経済の問題を別にして，生物学の立場に限って考えても，人間は自らが生物の一員として進化し，発展してきた自然環境を，文化という名の下でぶちこわし，自縄自縛の窮地に陥ろうとしているかのようである．

　こうしたことを，今日明日にさし迫った問題でないかのように考える人が多いが，環境の破壊が年々進行していくとともに，人間社会のバランスがい

つどんな些細な出来事がきっかけになって崩れるかもしれないのである．イギリスの動物学者デスモンド・モリス（『人間動物園』矢島剛一訳，新潮選書）によると，「人間という動物は，動物捕獲人によってでなく，自らの輝かしい大脳のはたらきによって罠にかかり，自らを巨大で不安定な動物園の中に閉じこめ，その圧力の下で挫折する不断の危険にさらされている」．

大都会にそびえる巨大なコンクリートのビルディングの一つひとつが，ホモ・サピエンスの墓標にならないようにしたいものである．

失われた理性の下で，うどの大木として伸びた知性が，自らの作り上げた迷路を右往左往している．私たち，特殊な生活様式になじんだ動物系統はそのなかから抜け出すことができなくなってしまい，もはや引き返しもできず，終末への途をたどることになるのを知らなければならない．

ロマン・ロランは，「英雄とは，自分のできることをした人である」という．そのいわんとするところは，凡人は自分にできることをしないで，むしろできないことを望んでいる人だということである．現在の世界で望まれている人はこうした意味の精神的な英雄である．一つの確固とした世界観，人生観，人間観をもつことが必要であり，明確な立場にあることによってこそ，その人の存在価値があるといえよう．実際にそうありたいものである．理性というものはこのようなものであって，科学の世界は人間としての哲学によって基礎づけられなければならない．

意識には未来を創造するための願望があって，私たちはそれを求めて前進すべきである．未来そのものが私たちに向かってやってくるのでなく，私たち自身が一つの方向におもむくのである．意識にもとづく行動の決定には，内省，知識，目的などの組み合わせによる人間の自由が広げられるが，現代の危機感は人間本来の自由の喪失にあるといえよう．社会が極度に組織化され，機械化された結果である．それゆえに，私たちの現実の生活には，ゆるやかな時間の流れ，思索を含む幸福の時は，過去のものとして忘却のかなたへ消えてしまったといえよう．

14.6 宿命——おわりに

　ヒトはある年齢になったとき，本当の人生の途を知ることができる．そのとき自らのからだに宿命づけられた年齢がなくなって，好きな仕事を自分のペースで進めることができるようになる．生きがいというのは，自分本来の仕事と感じる仕事にたずさわるときに得られる充足感である．その仕事は何ら利害損得にかかわるものでなく，また時の流れに制約されることもない．それによっていままでにないこころの豊さを知ることができるだろう．科学は人類の英知として，最も純粋で，美しい世界への発展を約束する使命をになっているのであるが，ヒトのこころを探究するには遠く及ばない．脳のホルモンの動態を明らかにすることは，ある程度この難題に挑む手がかりになると考えられるが，研究はまだ始まったばかりである．

参考図書

1. ホルモンの謎・人体の謎，伊藤眞次著（日本経済新聞社）
   ホルモンについて一般向けに述べた本．
2. 内分泌学（第3版），伊藤眞次著（理工学社）
   学生ならびに研究者のための本で，この第3版では，近年に著しく進歩した脳のホルモンについて多分に加筆した．
3. ホルモンと行動，伊藤眞次著（共立出版）
   書名でわかるように，ホルモンが各種の行動に大きい影響をもつことを述べ，いままで心理学の研究分野とみなされていた行動の研究に，生物学的なホルモンが重要な役割をもつことを述べた．
4. 行動内分泌学，A.I. Leshner 著，伊藤眞次・船田紀明訳（理工学社）
   行動に対するホルモンの役割について著者独自の考えを記述した本．
5. 脳ホルモンを探る，伊藤眞次著（星和書店）
   脳のホルモン，とくにその生理作用を中心にしてまとめた本．
6. 心の分子メカニズム，大木幸介著（紀伊国屋書店）
7. 脳をあやつる分子言語，大木幸介（講談社ブルーバックス）
8. 感情はいかにしてつくられるか，大木幸介著（講談社現代新書）
   これらの本はいずれも，脳にある化学物質としてのモノアミンやペプチド・ホルモンが精神活動にどのようにかかわっているかを，一般向けに解説した本であるから，関心ある読者の参考になるだろう．
9. 心のデザイン・脳の仕組みを解明する，朝日新聞社科学部著（朝日選書）
10. 脳，1400 グラムの宇宙，小出五郎著（朝日選書）
    この二つの本は平易に，しかもきわめて興味深く，脳の働きについて述べたものである．

このほか，脳とこころの問題に関連する本は非常に多く出版されているが，ここには手頃と思われる書名をいくつか記載するにとどめたい．洩れが多いとおしかりをうけるかもしれないが，私の至らぬところをあらかじめお許し願いたい（順不同）．

11. 脳からみた心，山鳥重著（NHK ブックス）
12. 脳と心，平井富雄著（中公新書）
13. 心とは何か，高橋宏著（講談社ブルーバックス）
14. 記憶力，岩原信九郎著（講談社現代新書）
15. 記憶は脳のどこにあるか，酒田英夫著（岩波書店）
16. 脳と心の正体，W. Penfield 著，塚田裕三・山河宏訳（法政大学出版局）

17. 情動の医学，現代病解明への道，白藤美隆著（NHK ブックス）
18. 脳の設計図，伊藤正男著（中央公論社）
19. 創造力とは何か，金野正著（創元社）
20. 脳，行動のメカニズム，千葉康則著（NHK ブックス）
21. 脳から心を読む，大木幸介著（講談社ブルーバックス）
22. 心のプリズム，朝日新聞科学部著（朝日文庫）
23. 頭脳のメカニズム，Edward de Beno 著，箱崎総一・青井寛訳（講談社ブルーバックス）
24. 考える・学ぶ・記憶する，F. Vester 著，田多井吉之助訳（講談社ブルーバックス）
25. 記憶のメカニズム，高木貞敬著（岩波新書）

このほか，脳についてのシリーズものとして，朝倉書店，紀伊国屋書店，岩波書店などから多数に刊行されている．

外国の本で参考になるものをあげると，次のような本がある．もちろん，きわめて多数の書籍から選んだ一部にすぎない．

Carlson, N. R. (1986) Physiology of Behavior. 3rd ed. Boston, Allyn & Bacon

Cooper, J. R., Bloom, F. E. and Roth, R. H. (1986) Biochemical Basis of Neuropharmacology. 5th ed. New York, Oxford University Press

de Kloet, E. R., Wiegant, V. M. and de Wied, D. (1987) Neuropeptides and Brain Function. Amsterdam, Elsevier

Donovan, B. T. (1985) Hormones and Human Behaviour. Cambridge, Cambridge University Press

Donovan, B. T. (1988) Humors, Hormones and the Mind. Cambridge, Cambridge University Press

Squire, L. R. (1987) Memory and Brain. Oxford, Oxford University Press.

あとがき

　本書は，日本評論社の『こころの科学』に「脳のホルモンとこころ」という題名で，2年間にわたって連載した医学随想風の記述をまとめ，少し加筆し，同出版社のお許しを得て，朝倉書店から出版することになったものである．原稿を執筆する当初から刊行にいたるまですべて，現(株)システムファイブの山口勝一氏のお手をわずらわし，何かと親切な助言，協力をいただいた．ここに同氏に対して心から深く感謝の意を表したい．
　本書の内容について，上記の雑誌に掲載した当時から，多くの同僚から好意に満ちたお言葉をいただき，またまとめて一冊の本として出版するようにとのおすすめも少なからずいただいたが，いろいろな事情でおそくなってしまった．しかし今，ようやく上梓される運びになって，内容を読み返してみると，われながら不本意な点，書き足りないこと，もう少し自らを納得させるに足るかたちにまとめ直したいと思うことなど，随所に目についてしまう．こうした行き届かない点は，読者の方々におわびする他ない．しかしもともと，過ぎ去った日と，来たるべき日を想いつつ，折々に筆をとった原稿であるから，行きつ戻りつの深い樹海をさまようような内容についての批判を，私としては甘受するほかない．

　今までの科学研究ではまったくつかみどころのない「こころ」を生理現象として理解しようとすることは，あまりにも無暴で，見方によっては幼稚な野心にすぎないという人もいるだろう．しかし近年，人の特性としての脳の研究の重要性が多くの知識人によって指摘され，関心は社会的にも高まってきた．それは混乱に満ちた今世紀から，新しい次の世紀へ向けての期待であるといえよ

う．すなわち，人類は生物としての限界を越えて退行の途を歩もうとしているのか，あるいは新しい人類社会を築くため生れかわる希望を残しているのだろうか，という不安感と期待感によるのである．

　この問題を解くためには，精神ならびに行動を司る脳の働きについて知る必要がある．しかし，以前からの解剖学や電気生理学を中心にした脳の研究，さらに生化学的な脳構築の知識では解明の糸口さえ得られそうになく，新しいアプローチが求められているのが現状である．そのための独創性を人びとは待ちあぐんでいる．

　本書は，この問題に答えるには遠く及ばない．しかし，将来の発展に対する希望をひそかにいだいて，若い読者のために記述したものである．

　1989年秋

　　　　　　　　　　　　　　　　　　　　　　　　琵琶湖畔にて
　　　　　　　　　　　　　　　　　　　　　　　　　　著者しるす

著者略歴

伊 藤 眞 次
(い とう しん じ)

1912年　三重県伊勢市に生まれる
1935年　名古屋医科大学卒業
1947年　名古屋大学医学部助教授
1957年　北海道大学医学部教授
現　在　北海道大学名誉教授
　　　　塩野義製薬(株)顧問
　　　　医学博士

脳のホルモンとこころ（普及版）　　定価はカバーに表示

1989年11月 1日　初　版第1刷
2015年 7月10日　普及版第1刷

著　者　伊　藤　眞　次
発行者　朝　倉　邦　造
発行所　株式会社　朝　倉　書　店
　　　　東京都新宿区新小川町6-29
　　　　郵便番号　162-8707
　　　　電話　03 (3260) 0141
　　　　FAX　03 (3260) 0180
　　　　http://www.asakura.co.jp

〈検印省略〉

ⓒ 1989〈無断複写・転載を禁ず〉　　教文堂印刷・渡辺製本

ISBN 978-4-254-10269-7　C 3040　Printed in Japan

JCOPY ＜(社)出版者著作権管理機構 委託出版物＞
本書の無断複写は著作権法上での例外を除き禁じられています．複写される場合は，そのつど事前に，(社) 出版者著作権管理機構 (電話 03-3513-6969，FAX 03-3513-6979，e-mail: info@jcopy.or.jp) の許諾を得てください．